MONIKA SVENDSEN

HEALTHY FOOD

DEIN RUNDUM-WOHLFÜHL-PROGRAMM
FÜR EIN LEBEN IN BALANCE

MIT 40 LECKEREN REZEPTEN

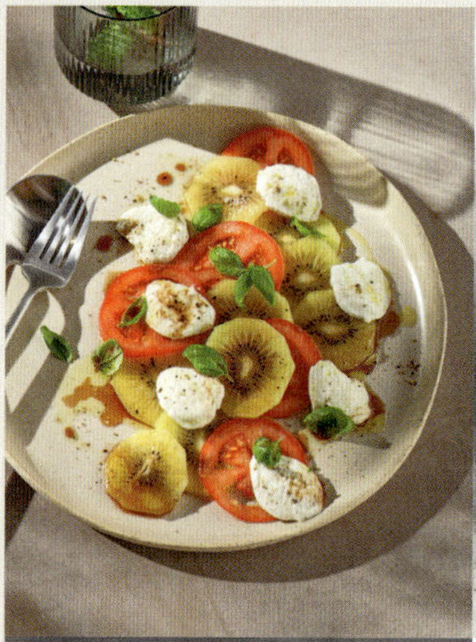
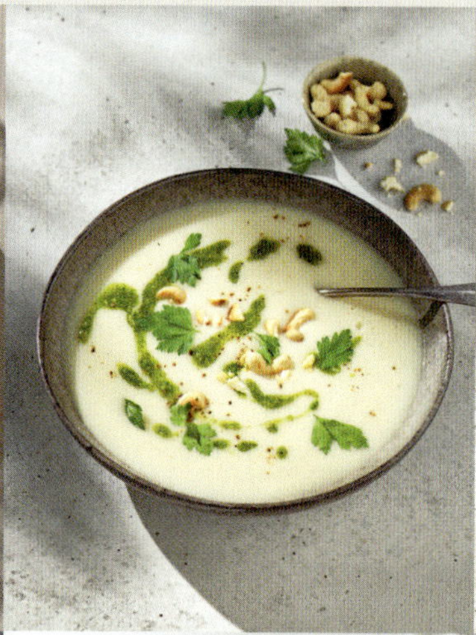
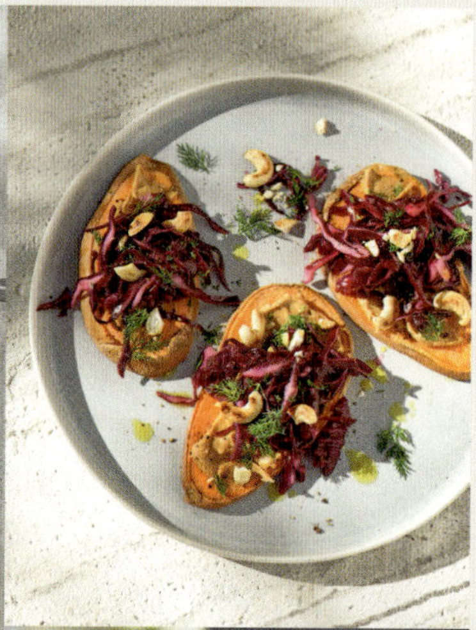
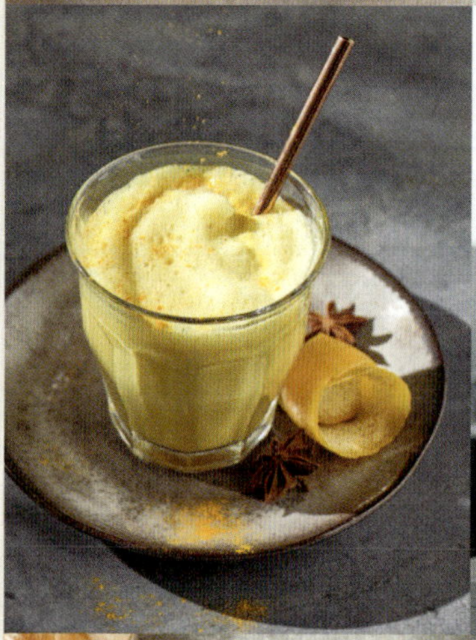
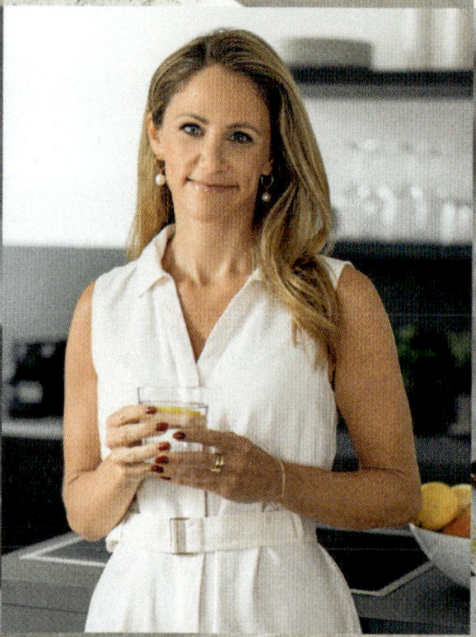
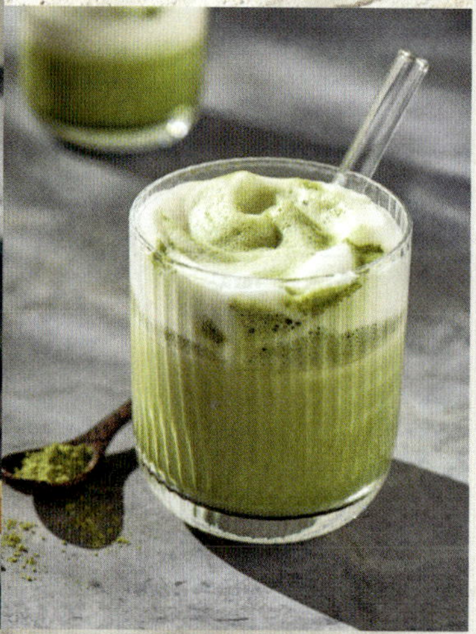
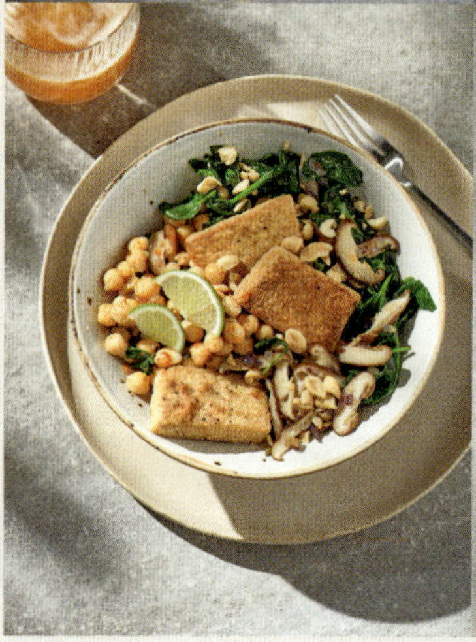
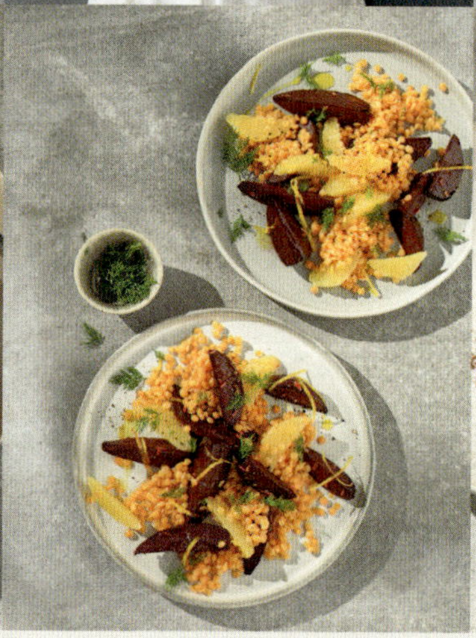
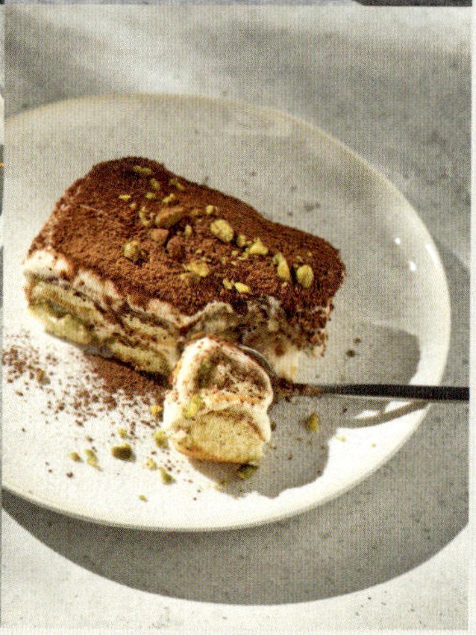

INHALT

LIEBE LESERIN, LIEBER LESER,

wie schön, dass du dieses Buch in den Händen hältst. Vielleicht suchst du nach neuen Impulsen für deine Ernährung, nach mehr Energie, nach einem besseren Körpergefühl oder nach Rezepten, die dir guttun und sich gut in deinen Alltag integrieren lassen. Ganz gleich, was dich hierhergeführt hat, dieses Buch möchte dich genau an diesem Punkt abholen.

Ernährung begleitet dich jeden Tag. Sie beeinflusst, wie du dich fühlst, wie viel Energie dir zur Verfügung steht und wie gut du den Anforderungen des Alltags begegnen kannst. Healthy Food setzt genau hier an, bei einer Ernährungsweise, die unterstützt, nährt und langfristig guttut, ohne komplizierte Regeln, ohne starre Verbote und ohne den Anspruch auf Perfektion.

Dieses Buch versteht Ernährung nicht als kurzfristige Maßnahme oder als weiteres Konzept, das Druck erzeugt. Es geht vielmehr um eine stabile, alltagstaugliche Grundlage für Gesundheit und Wohlbefinden. Was du regelmäßig isst, wirkt sich auf deinen Energiehaushalt, deine Gesundheit, deine Verdauung, deine Konzentration, deine Widerstandskraft, dein allgemeines Körpergefühl und dein Aussehen aus. Diese Zusammenhänge sind oft bekannt, im Alltag jedoch schwer umzusetzen. Healthy Food möchte dir dabei Orientierung geben und zeigen, wie Ernährung praktikabel, wirksam und realistisch gestaltet werden kann.

Die Rezepte und Inhalte dieses Buches greifen unterschiedliche körperliche Bedürfnisse auf und setzen dort an, wo Ernährung im Alltag besonders viel bewirken kann. Dabei steht nicht nur die Wirkung im Fokus, sondern auch der Geschmack. Die Gerichte sind so entwickelt, dass sie satt machen, gut bekömmlich sind und vor allem Freude am Essen vermitteln. Gesunde Ernährung soll schmecken und unkompliziert sein, ohne das Gefühl, auf etwas verzichten zu müssen.

Mir war wichtig, Ernährung aus dem „Extremdenken" herauszunehmen. Weg von ständiger Kontrolle, Verzicht und kurzfristigen Lösungen. Stattdessen liegt der

Fokus auf Qualität, Nährstoffdichte und einer klaren Struktur, die sich dauerhaft in deinen Alltag integrieren lässt. Gesunde Ernährung muss umsetzbar sein. Und sie darf genussvoll sein, sonst bleibt sie Theorie.

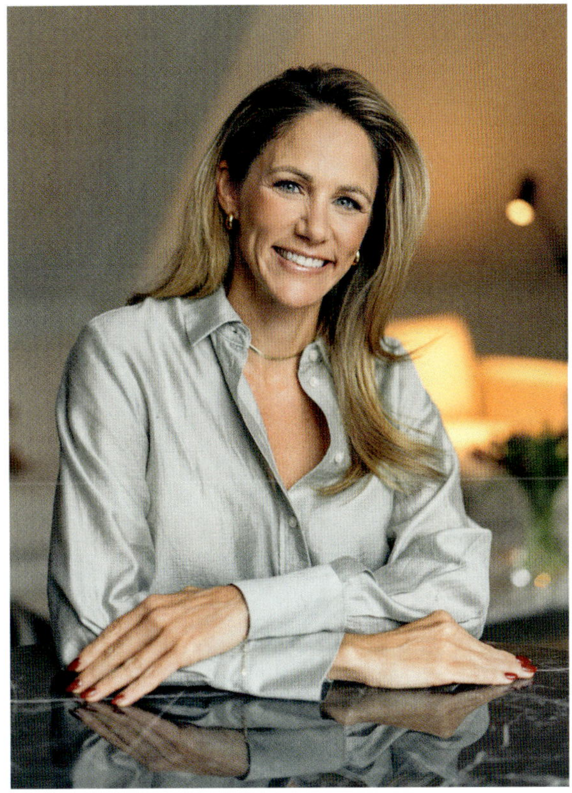

Dieses Buch ist auch aus meiner eigenen Geschichte entstanden. Ich hatte lange Zeit keinen gesunden Bezug zu Ernährung. Essen war für mich oft von Regeln, Verzicht und innerem Druck geprägt. Übergewicht und Heißhunger gehörten zu meinem Alltag, genauso wie das Gefühl, meinem Körper nicht wirklich zu vertrauen. Erst eine schwere Darmerkrankung hat mir zum ersten Mal deutlich gemacht, wie entscheidend Ernährung wirklich ist. Nicht als kurzfristige Lösung, sondern als Grundlage für Gesundheit, Wohlbefinden und Stabilität. Über viele Jahre habe ich durch meine eigenen Erfahrungen und bewussten Veränderungen gelernt, Ernährung anders zu betrachten. Als Unterstützung und nicht als Kontrolle. Genau diese Erfahrungen fließen in dieses Buch ein. Neben den Rezepten findest du hier deshalb auch viele wertvolle Impulse rund ums Wohlfühlen, um Gesundheit und nachhaltiges Abnehmen, ohne Kampf, ohne Extreme und ohne den Anspruch, alles perfekt machen zu müssen.

Ich möchte dich mit diesem Buch begleiten und dir Lust machen, neue Wege in der Küche auszuprobieren. Es soll Wissen und meine Erfahrungen bündeln, Zusammenhänge verständlich machen und Impulse geben, die im Alltag umsetzbar sind. Mein Ziel ist es, Ernährung so zu gestalten, dass sie zu einem festen Bestandteil persönlicher Wellness wird. Fundiert, alltagstauglich und nachhaltig.

Deine

Monika Svendsen

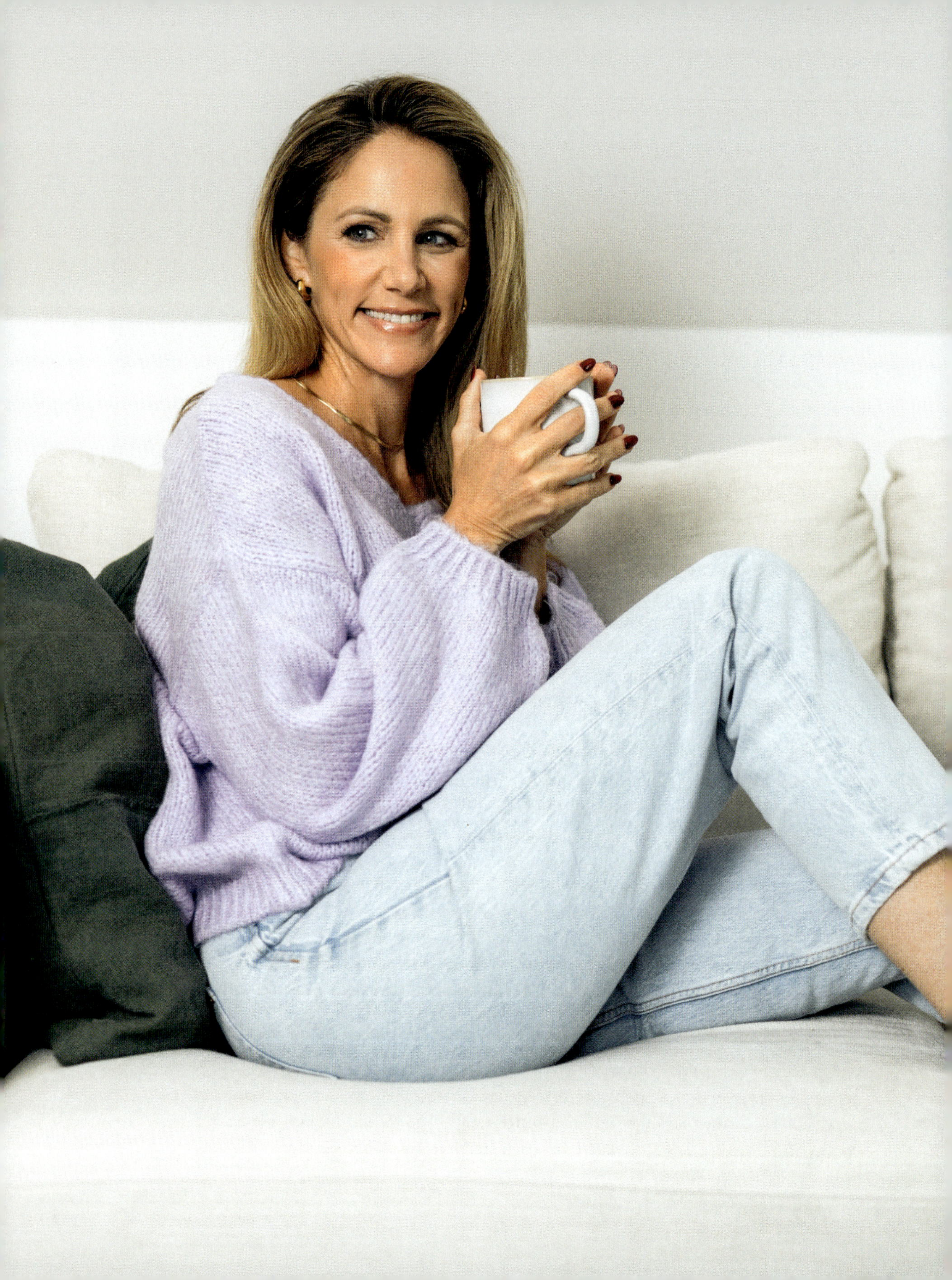

MEINE GESCHICHTE

Ich war ein schlankes Kind. Doch mit Beginn der Pubertät veränderte sich mein Körper. Die hormonellen Umstellungen führten zu einer leichten Gewichtszunahme – und ich fühlte mich in meinem Körper nicht mehr wohl. Mit vierzehn Jahren machte ich meine erste Diät. Sie versprach schnelle Ergebnisse. Was sie mir nicht gab, war ein gesundes Verhältnis zum Essen. Diese erste Erfahrung legte den Grundstein für viele weitere Diäten und für einen Kreislauf, der mich über Jahrzehnte begleiten sollte: Einschränkung, Disziplin, kurzfristiger Erfolg und anschließend der Jo-Jo-Effekt.

Mit fünfzehn Jahren begann ich die Pille zu nehmen, weil ich unter starker Akne litt. Mein Hormonhaushalt geriet außer Kontrolle und mit sechzehn Jahren wog ich das erste Mal über neunzig Kilo. In der Hoffnung, endlich eine Lösung zu finden, probierte ich nahezu alles, was zu dieser Zeit als sinnvoll oder erfolgversprechend galt. Jede Methode brachte kurzfristige Veränderungen, doch keine führte zu einem stabilen und entspannten Essverhalten.

Während meiner Ausbildung kam ein weiteres Thema hinzu: Ich war dauerhaft müde, antriebslos und erschöpft – unabhängig davon, wie viel ich schlief. Die erste Diagnose lautete PCOS. Das ist eine hormonelle Stoffwechselstörung mit Zyklusstörungen, erhöhtem Androgenspiegel und häufig mit Problemen mit Gewicht, Energielevel und Insulinregulation. Zusätzlich wurde eine Schilddrüsenunterfunktion festgestellt. Die Lösung bestand aus weiteren Hormonen. Mein Körper wurde reguliert, angepasst und eingestellt – zumindest auf dem Papier. Was dabei kaum eine Rolle spielte, war mein Lebensstil oder meine Ernährung. Es ging darum, die Symptome zu behandeln und die Werte zu stabilisieren. Dass Hormone eng mit Ernährung, Stress, Schlaf und Blutzucker zusammenhängen, wurde damals nicht thematisiert.

Zu jener Zeit fehlte mir das Verständnis. Ich suchte die Ursache weiter bei mir: mangelnde Disziplin, kein Durchhaltevermögen, falsches Verhalten. Dass mein Körper unter extremen hormonellen Belastungen stand und wie viel Einfluss die Ernährung auf unsere Gesundheit hat, habe ich erst sehr viel später begriffen.

In den folgenden fünfundzwanzig Jahren schwankte mein Gewicht extrem: Phasen strenger Diäten wechselten sich mit Zeiten völligen Kontrollverlusts ab. Besonders deutlich wurde dies während meiner drei Schwangerschaften, in denen ich jeweils bis zu dreißig Kilo zunahm. Nach jeder Geburt erfolgte erneut der Versuch, zu meiner früheren Figur zurückzufinden.

Essen war für mich zu jener Zeit entweder streng reglementiert oder vollkommen ungeordnet. Essen war nie neutral, sondern immer mit Erwartungen, Angst oder Rechtfertigung verbunden. Der Kopf war ständig beschäftigt: Was darf ich essen, was nicht, was habe ich „falsch" gemacht, was muss ich „ausgleichen". Irgendwann wurde das sehr anstrengend, nicht nur körperlich, sondern vor allem mental.

Parallel dazu begann mein Körper, mir deutliche Warnsignale zu senden. Anhaltende Bauchschmerzen, ein dauerhaft aufgeblähter Bauch und zunehmende Unverträglichkeiten wurden Teil meines Alltags. Diese Symptome habe ich über Jahre hinweg ignoriert. Ich funktionierte, passte mich an und stellte meine Bedürfnisse zurück. Heute weiß ich: Der Körper flüstert oft lange, bevor er schreit.

Im Jahr 2021 kam es zu einem massiven Einschnitt. Nach einer Operation reagierte mein Körper extrem auf Schmerzmittel. In der Folge platzte mein Darm auf – eine lebensbedrohliche Situation. Ich hatte bereits eine akute Bauchfellentzündung. In der Notoperation mussten Teile vom Darm entfernt werden und eine lange Phase des Nahrungsverzichts folgte. Starke körperliche Schmerzen und die extreme mentale Belastung während der Corona-Pandemie ließen mich in ein tiefes Loch fallen. Und da ich früh gelernt hatte, Frust mit Essen zu kompensieren, folgte wieder einmal eine Phase von unkontrolliertem Essen.

Der eigentliche Wendepunkt kam nicht plötzlich, sondern leise. Ich erkannte, dass ich so nicht weitermachen wollte. Ich wollte zum ersten Mal wirklich gesund werden – für mich und für meine drei Kinder. Lange hatte ich geglaubt, ich selbst sei das Problem. Heute weiß ich, dass es die Diäten waren. Sie trennten mich von meinem natürlichen Hunger und Sättigungsgefühl, förderten extreme Denkweisen und erzeugten ein dauerhaftes Misstrauen gegenüber meinem eigenen Körper.

Ich begann, Ernährung neu zu denken. Nicht als kurzfristiges Mittel zur Gewichtsreduktion, sondern als Grundlage für Gesundheit. Ich wollte eine Ernährungsweise finden, die zu mir passt, die mir schmeckt, alltagstauglich ist und meinen Körper mit allem versorgt, was er braucht. Für mich war das ein Perspektivwechsel: weg vom kurzfristigen Ergebnis, hin zu einem neuen Lebensgefühl.

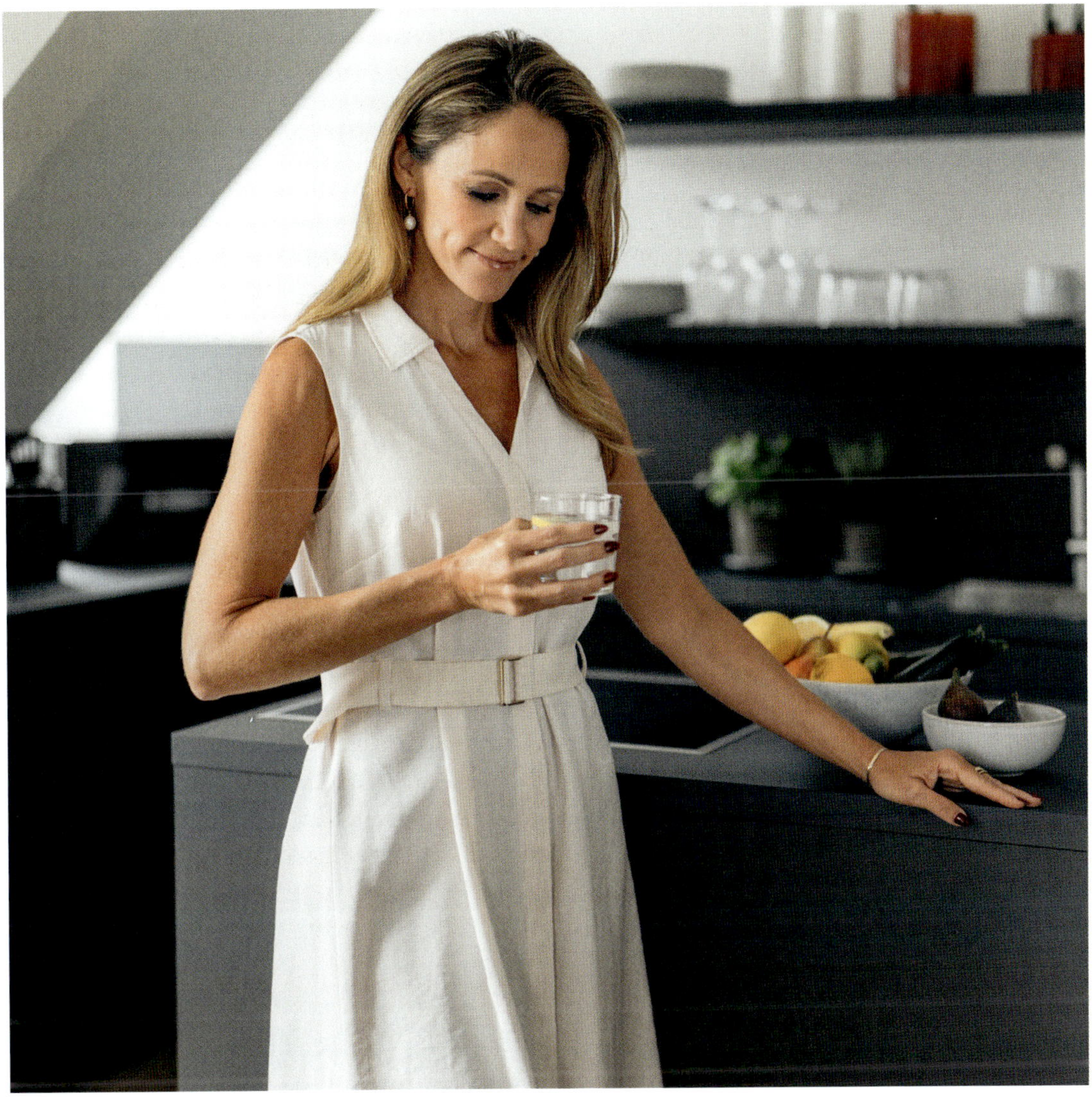

Dieses Buch ist das Ergebnis dieses Weges. Es steht für einen neuen Umgang mit Essen, frei von Druck, Schuldgefühlen und starren Regeln. Ich möchte euch zeigen, dass gesunde Ernährung lecker und einfach sein kann und eine verlässliche Grundlage für Energie, Wohlbefinden, Gesundheit und Lebensqualität bildet – mit schnellen Rezepten, guten Zutaten und wiederkehrenden Basics, die funktionieren. Und ihr werdet sehen, dass es möglich ist, sich Schritt für Schritt aus alten Mustern zu lösen – nicht mit Härte gegen sich selbst, sondern mit Essen, das wirklich „nährt“.

NEUE WEGE GEHEN

Wenn du wie ich in Sachen Ernährung eine neue Richtung einschlagen möchtest, sind nicht strenge Regeln oder gar Verbote das Mittel der Wahl. Eine nachhaltige Ernährungsumstellung gelingt dann, wenn sie alltagstauglich ist. Wenn sie sich integrieren lässt, ohne zusätzlichen Druck zu erzeugen. Gesunde Ernährung darf einfach sein. Klar strukturiert, aber flexibel. Unterstützend, nicht einschränkend. Ernährungsumstellung bedeutet nicht, alles auf einmal zu verändern. Sie beginnt oft mit Verständnis. Mit dem Wissen, warum bestimmte Lebensmittel guttun und andere belasten. Mit dem Erkennen von Zusammenhängen. Schritt für Schritt entsteht daraus eine neue Routine. Gesunde Ernährung lohnt sich, weil sie an der Wurzel ansetzt. Sie stärkt von innen, reguliert Prozesse und schafft die Grundlage für Stabilität, Energie und Ausstrahlung. Nicht als kurzfristiges Ziel, sondern als Haltung dem eigenen Körper gegenüber.

Oft starten wir aus Unzufriedenheit, Müdigkeit, Erschöpfung oder dem Wunsch nach Veränderung. Wenn der Bezug zu gesunder Ernährung verloren gegangen ist und der Alltag lange von Fertigprodukten, schnell verfügbarer Energie, Zucker und stark verarbeiteten Lebensmitteln geprägt war, fühlt sich der erste Schritt häufig schwer an. Das ist kein Versagen. Das ist menschlich. Viele Umstellungen scheitern nicht daran, dass wir es nicht könnten, sondern daran, dass wir zu viel auf einmal wollen. Wir möchten alles sofort richtig machen, am besten zu hundert Prozent. Keine Ausnahmen, keine Fehler, keine Umwege. Und genau hier entsteht der Druck. Sobald etwas nicht gelingt, sobald alte Gewohnheiten wieder auftauchen, entsteht das Gefühl, gescheitert zu sein. Oft folgt dann der komplette Rückfall in alte Muster.

Eine nachhaltige Ernährungsumstellung braucht deshalb vor allem zwei Dinge: Zeit und Geduld. Und die Erlaubnis, Schritt für Schritt zu gehen. Es geht nicht darum, von heute auf morgen perfekt zu essen. Es geht darum, langsam neue Routinen aufzubauen. Zu lernen, bewusste Entscheidungen zu treffen. Entscheidungen, die deinem Körper guttun, ihn nähren und stärken. Nicht nur mit dem Ziel eines schöneren äußeren Erscheinungsbildes, sondern um dich wieder wohl in deinem Körper zu fühlen.

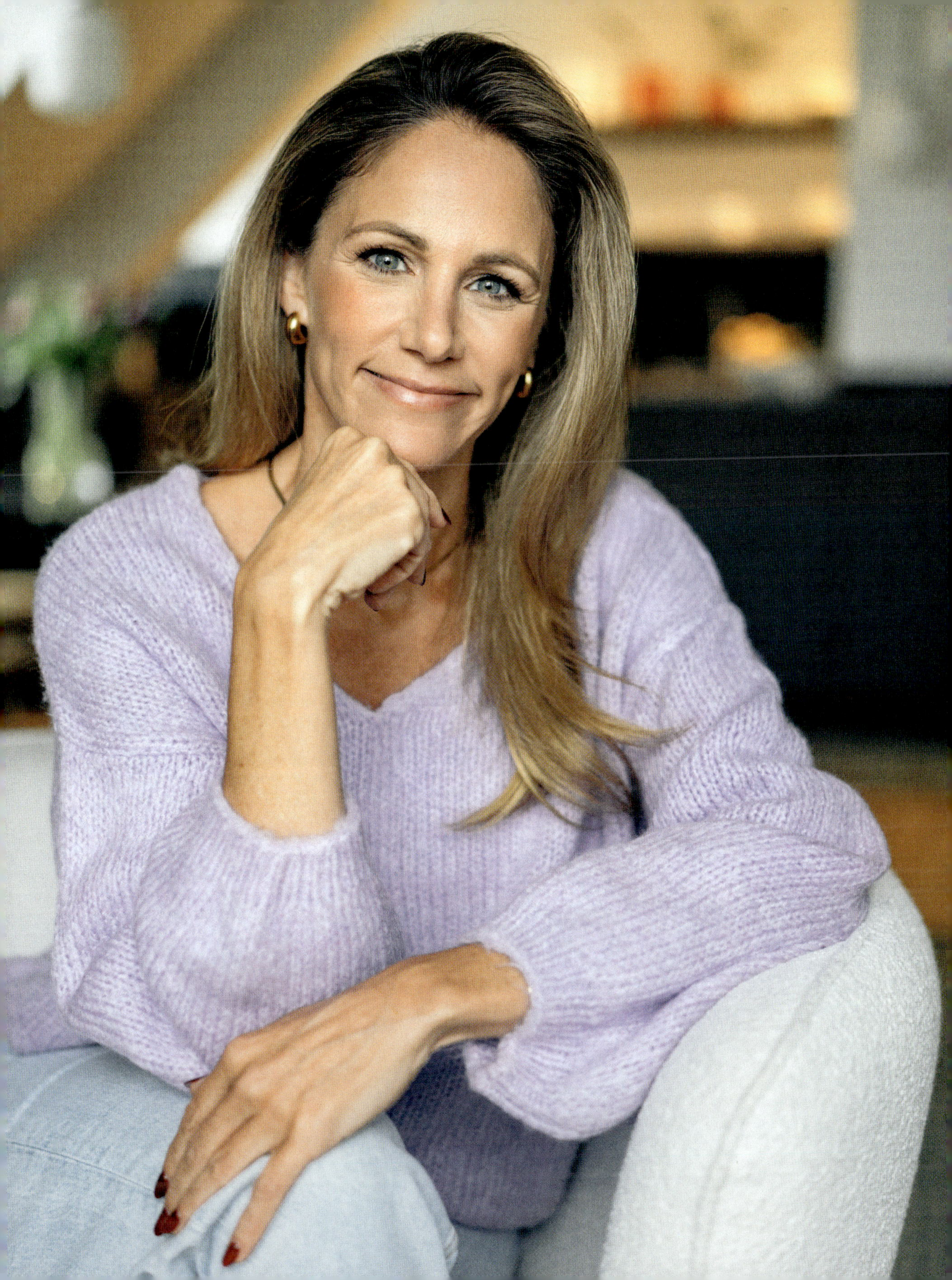

Ein wichtiger Teil dieses Prozesses ist das Vertrauen in die Anpassungsfähigkeit unseres Körpers. Unsere Geschmacksnerven sind formbar. Sie lassen sich trainieren. Zucker, stark verarbeitete Produkte und künstliche Aromen verändern unser Geschmacksempfinden. Doch genauso können natürliche Lebensmittel, Bitterstoffe und echte Zutaten dieses Empfinden wieder zurückholen.

Ich selbst habe diesen Weg erlebt. Früher habe ich meinen Kaffee mit drei Stückchen Zucker getrunken. Im Rahmen meiner Ernährungsumstellung habe ich den Zucker langsam reduziert. Fast ein Jahr lang nach der Abnahme hatte ich noch ein Zuckerstückchen im Kaffee. Als ich dieses letzte Stück schließlich weggelassen habe, schmeckte der Kaffee zunächst bitter und ungewohnt. Es fühlte sich nicht richtig an. Doch es dauerte gerade einmal eine Woche, bis sich mein Geschmack angepasst hatte. Heute kann ich mir Kaffee mit Zucker nicht mehr vorstellen. Dieses Beispiel zeigt, wie wandlungsfähig unsere Geschmacksnerven sind, wenn wir ihnen etwas Zeit geben.

Ich lebe nach dem 80:20-Prinzip. Etwa achtzig Prozent meiner Ernährung bestehen aus Lebensmitteln, die meinen Körper nähren, unterstützen und stärken. Die restlichen zwanzig Prozent bieten Raum für Genuss, für Ausnahmen, für gemeinsames Essen, für besondere Momente. Denn Essen ist mehr als Nährstoffzufuhr. Es ist auch Kultur, Gemeinschaft, Freude und Lebensqualität. Diese Ausnahmen bestimmen nicht unsere Gesundheit. Entscheidend ist das Grundgerüst. Die tägliche Basis. Wenn diese stimmt, verlieren einzelne ungesündere Mahlzeiten ihre Bedeutung. Sie werfen uns nicht aus der Bahn, sondern bleiben genau das, was sie sein dürfen: Ausnahmen. Eine gelungene Ernährungsumstellung fühlt sich nicht nach Verzicht an. Sie fühlt sich nach Entwicklung an. Nach Lernen. Nach einem neuen Verständnis für den eigenen Körper. Sie darf leise beginnen, sich verändern, wachsen und sich deinem Leben anpassen. Gesund zu essen, bedeutet nicht, streng zu sein. Es bedeutet, fürsorglich mit dir umzugehen.

> ”
> *Strenge ist kein guter Begleiter.*

Ein zentraler Bestandteil meines Weges war eine ganz einfache Liste: Frühstück, Mittagessen, Abendessen und Snacks. In diese Tabelle habe ich ausschließlich Dinge eingetragen, die ich wirklich gerne esse. Keine theoretisch gesunden Mahlzeiten, keine Rezepte, die ich mir „vornehmen“ wollte, sondern echte Lieblingsgerichte. Allein dieser Schritt war entscheidend. Denn eine Ernährungsumstellung funktioniert nur dann langfristig, wenn sie sich an den eigenen Vorlieben orientiert und nicht gegen sie arbeitet. Mit der Zeit wurde diese Liste immer voller. Und erst dann habe ich begonnen, sie sanft zu verändern. Nicht ganze Gerichte, sondern einzelne Komponenten. Kleine Anpassungen, die im Alltag kaum auffallen, für den Körper aber einen großen Unterschied machen können: Statt einfacher Pasta habe ich häufiger Kartoffeln gewählt. Statt Sonnenblumenöl habe ich Olivenöl verwendet. Salate habe ich gezielt mit eiweißreichen Lebensmitteln ergänzt, damit sie sättigender sind. Diese Herangehensweise hatte einen großen Vorteil: Die Ernährung fühlte sich vertraut an. Es gab keinen Bruch, kein plötzliches Umstellen auf völlig unbekannte Gerichte. Die Mahlzeiten blieben erkennbar, sie wurden nur nährstoffreicher, ausgewogener und besser auf die Bedürfnisse meines Körpers abgestimmt.

Eine gelungene Ernährungsumstellung lebt auch von Vorbereitung. Ein kleines Maß an Planung kann im Alltag einen großen Unterschied machen. Denn oft sind es nicht mangelnde Motivation oder fehlendes Wissen, die uns von gesunden Entscheidungen abhalten, sondern Stress, Zeitmangel und Erschöpfung. Wenn wir hungrig, müde oder unter Druck stehen, greifen wir automatisch zu dem, was schnell verfügbar ist. Nicht, weil wir es wirklich wollen, sondern weil unser Körper in diesem Moment nach schneller Energie verlangt. Genau deshalb ist es so wichtig, zu Hause eine Auswahl an Lebensmitteln zu haben, die uns gut versorgen und unseren Körper unterstützen. Schon beim Einkaufen beginnt dieser Prozess. Wer bewusst wählt, was in den Einkaufswagen kommt, entscheidet im Grunde bereits, was später auf dem Teller landet. Gesunde, natürliche Lebensmittel griffbereit zu haben, erleichtert es enorm, auch im Alltag gute Entscheidungen zu treffen.

Ein weiterer hilfreicher Baustein ist Meal Prep. Das bedeutet nicht, stundenlang für die ganze Woche vorzukochen, sondern einfach ein wenig vorauszudenken. Viele Rezepte lassen sich problemlos in größerer Menge zubereiten, sodass sie für zwei Tage reichen und am nächsten Tag schnell aufgewärmt werden können. So entsteht ganz automatisch Entlastung im Alltag. Auch kleine vorbereitete Snacks können viel bewirken. Selbst gemachte Naschereien oder nährstoffreiche Kleinigkeiten, die griffbereit sind, helfen, Heißhunger abzufangen, bevor er uns zu schnellen, wenig sättigenden Lösungen greifen lässt. Nach einem langen Arbeitstag nach Hause zu kommen, hungrig zu sein und nur den Kühlschrank öffnen zu müssen, um eine bereits vorbereitete, leckere Mahlzeit vorzufinden, verändert den Umgang mit Essen spürbar. Es nimmt Druck, spart Zeit und sorgt dafür, dass Ernährung nicht zur zusätzlichen Belastung wird – und ist daher besonders wertvoll im oft hektischen Alltag. Gut vorbereitet zu sein, bedeutet nicht, alles zu kontrollieren. Es bedeutet, sich selbst zu unterstützen. Sich den Alltag leichter zu machen und dem Körper das zu geben, was er braucht, auch dann, wenn die Tage voll sind.

Eine gute Vorbereitung ist eine Form von Selbstfürsorge.

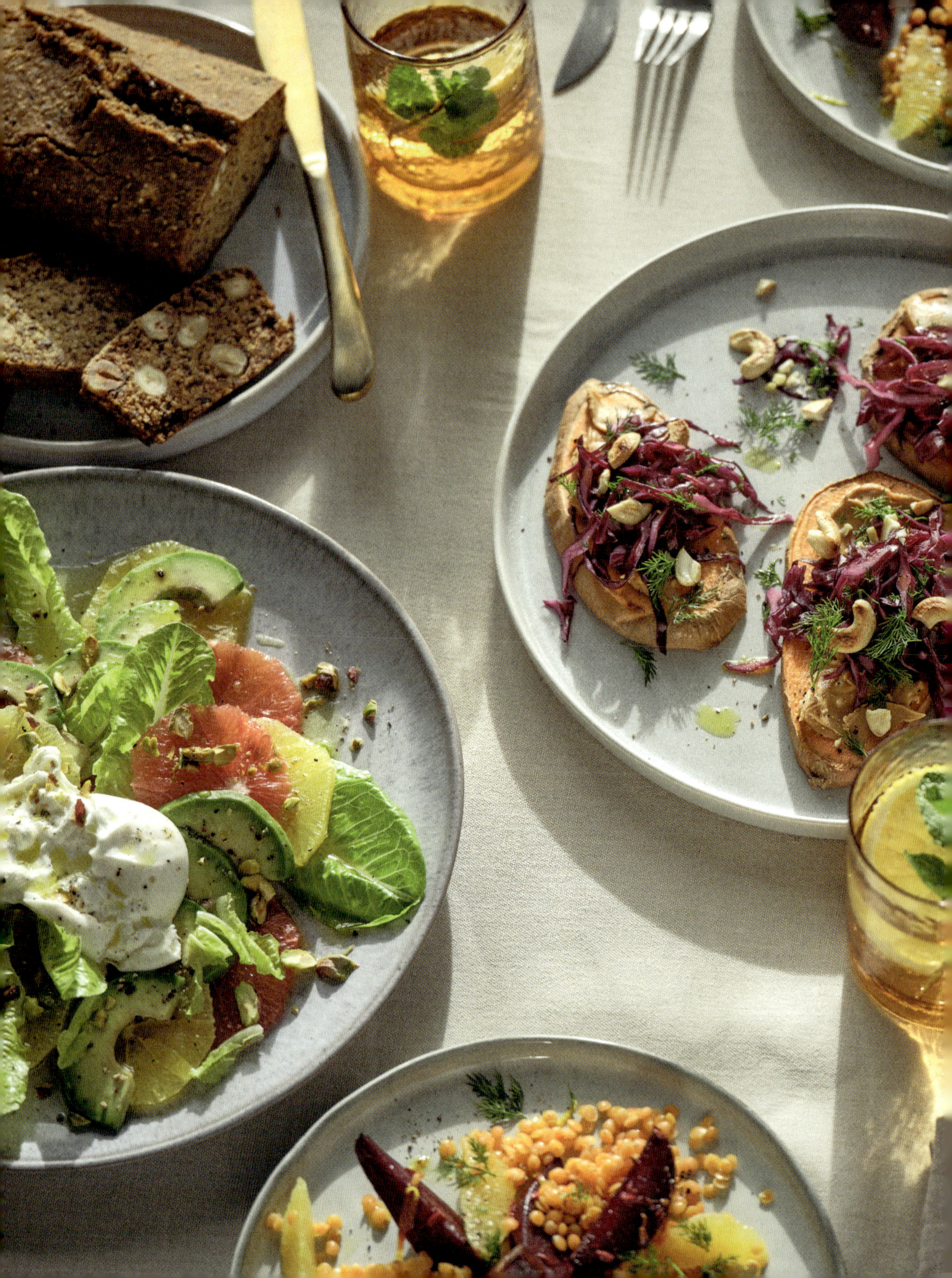

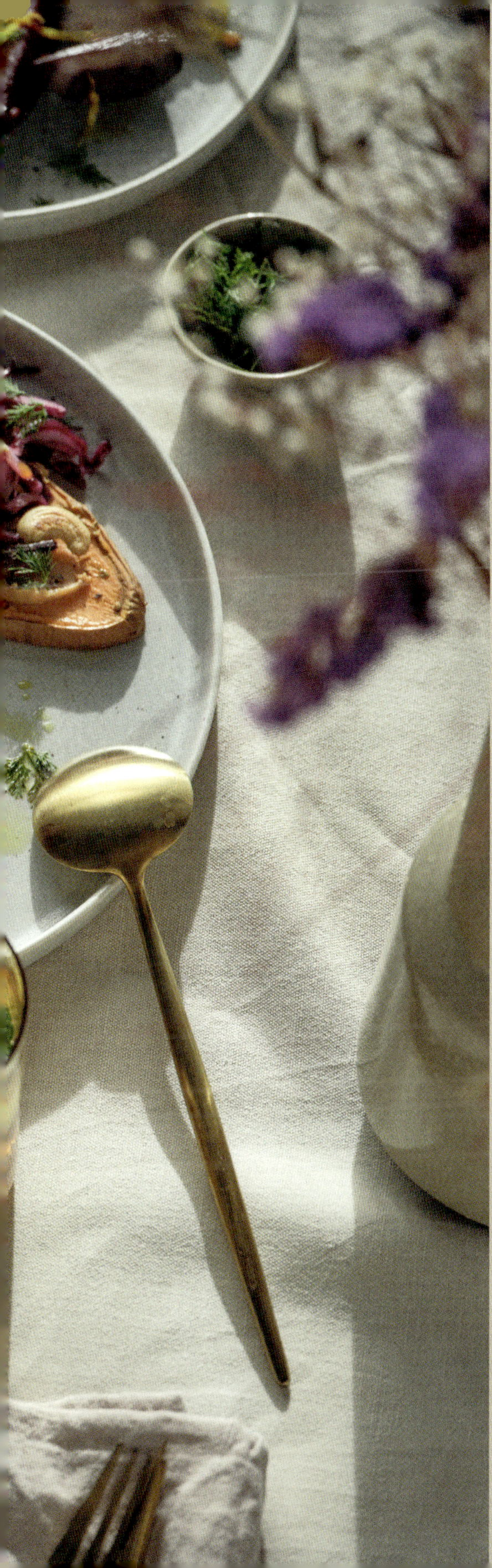

MEINE HEALTHY-FOOD-ERNÄHRUNG

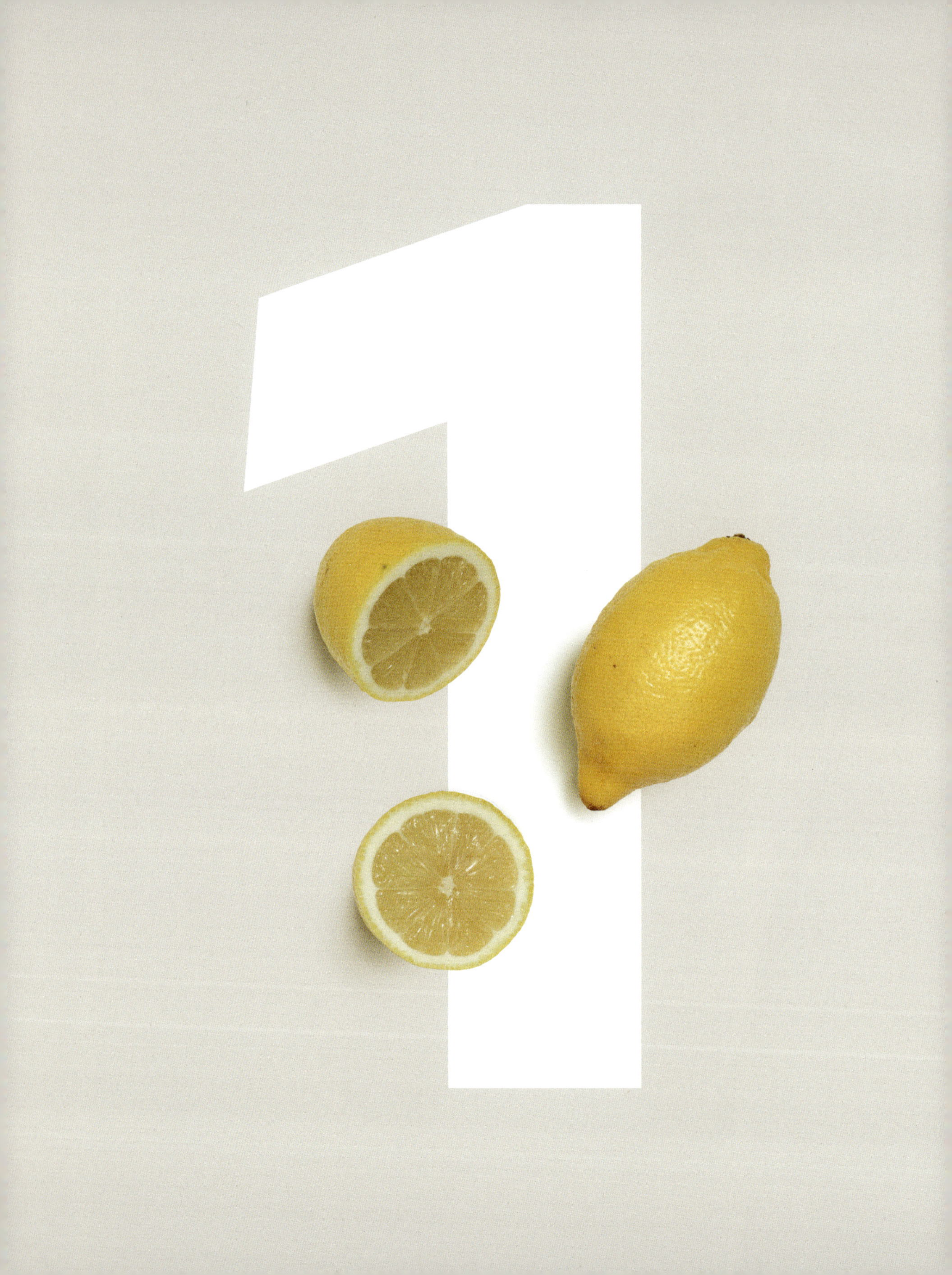
1

KAPITEL 1

BEAUTY SECRETS

Für natürliche Schönheit von innen

BEAUTY SECRETS

Wir stehen vor dem Spiegel, schauen uns an und denken manchmal leise, manchmal gnadenlos ehrlich: „Irgendwie sehe ich fad aus.“ Die Haut wirkt müde, die Augen verlieren ihren Glanz, die Haare fühlen sich kraftlos an. Also greifen wir zu Cremes, Seren, Masken oder Make-up. Wir versuchen zu kaschieren, zu optimieren, zu überdecken. Wir suchen Lösungen in Äußerlichkeiten, weil es schneller geht, weil es verspricht, dass man sofort etwas sieht. Und ja, all das kann unterstützen. Aber es greift zu kurz. Denn echte Schönheit lässt sich nicht auftragen. Schönheit kommt von innen, zum einen durch unsere Ausstrahlung, unseren Charakter, unsere Haltung dem Leben gegenüber, durch Selbstachtung und die Art, wie wir mit uns selbst und anderen umgehen, zum anderen durch das, womit wir unseren Körper täglich nähren und versorgen.

Unser Körper ist kein oberflächliches System. Er ist ein hochkomplexes Zusammenspiel aus Zellen, Hormonen, Nährstoffen, Emotionen und Energie. Alles hängt miteinander zusammen. Wenn irgendwo ein Mangel entsteht, zeigt sich das. Nicht sofort laut, sondern schleichend. Über fahle Haut. Über brüchige Nägel. Über Haare, die dünner werden oder ihren Glanz verlieren. Über diesen müden Blick, den wir irgendwann selbst nicht mehr ignorieren können. Ich kenne diesen Blick sehr gut. Es gab Phasen in meinem Leben, da habe ich mich selbst kaum wiedererkannt. Ich habe funktioniert, durchgehalten, weitergemacht. Nach außen stark, innen erschöpft. Krankheit, Operationen, emotionale Belastungen, Stress über Jahre hinweg. Mein Körper hat getragen, was ich ihm abverlangt habe. Aber irgendwann war er leer. Und das hat man gesehen. Nicht, weil ich mich nicht gepflegt hätte, sondern weil Pflege allein nicht reicht, wenn die Basis fehlt.

> ”
> *Mein persönlicher Glow-up begann nicht im Badezimmer, sondern in der Küche.*

In dem Moment, in dem ich verstanden habe, dass Essen weit mehr ist als Genuss oder Sattwerden. Nahrung ist Information. Jeder Bissen sendet Signale an unseren Körper. Aufbau oder weiterer Abbau. Unterstützung oder zusätzlicher Stress. Unsere Zellen erneuern sich ständig. Haut, Haare, Nägel, all das entsteht aus dem, was wir ihnen zuführen. Oder eben aus dem, was fehlt. Eine Ernährung, die überwiegend aus stark verarbeiteten, zuckerreichen und ungünstig fetthaltigen Lebensmitteln besteht, wirkt sich deutlich auf unser äußeres Erscheinungsbild aus. Was wir essen, beeinflusst nicht nur unser Gewicht oder unsere Verdauung, sondern ganz konkret auch Haut, Haare, Energie und Ausstrahlung. Der Körper reagiert sehr sensibel auf die Qualität der Nahrung, die wir ihm zuführen, und zeigt Überlastungen oft zuerst über das äußere Erscheinungsbild.

Ein übermäßiger Zuckerkonsum beeinflusst das Hautbild ebenfalls deutlich. Zucker fördert sogenannte Glykationsprozesse, das bedeutet so viel wie „Verzuckerung" der Gewebefasern der Haut. Dabei verbinden sich Zuckermoleküle mit Proteinen wie Kollagen und Elastin. Diese verlieren dadurch ihre Elastizität und Stabilität. Die Haut wirkt schneller schlaff, Linien und Fältchen können früher sichtbar werden. Zusätzlich begünstigt ein hoher Blutzuckerspiegel Entzündungen, die sich in unreiner Haut, vergrößerten Poren und einem ungleichmäßigen Hautbild zeigen können.

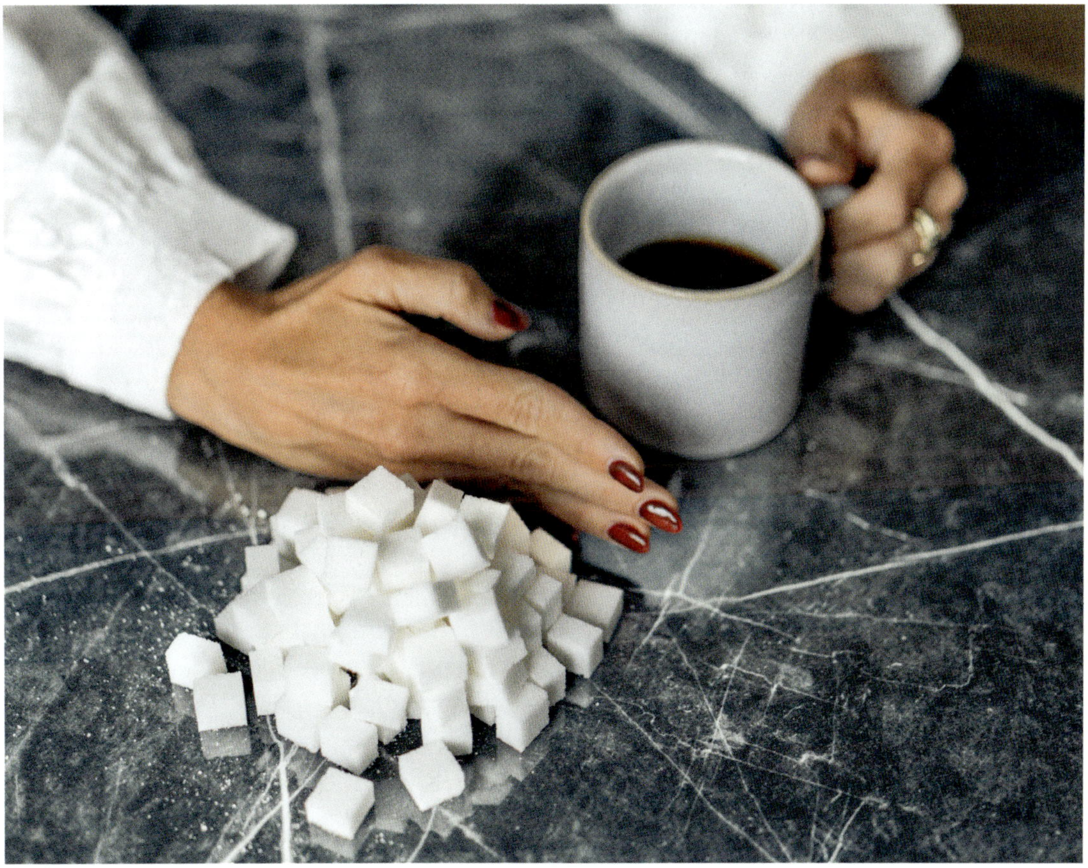

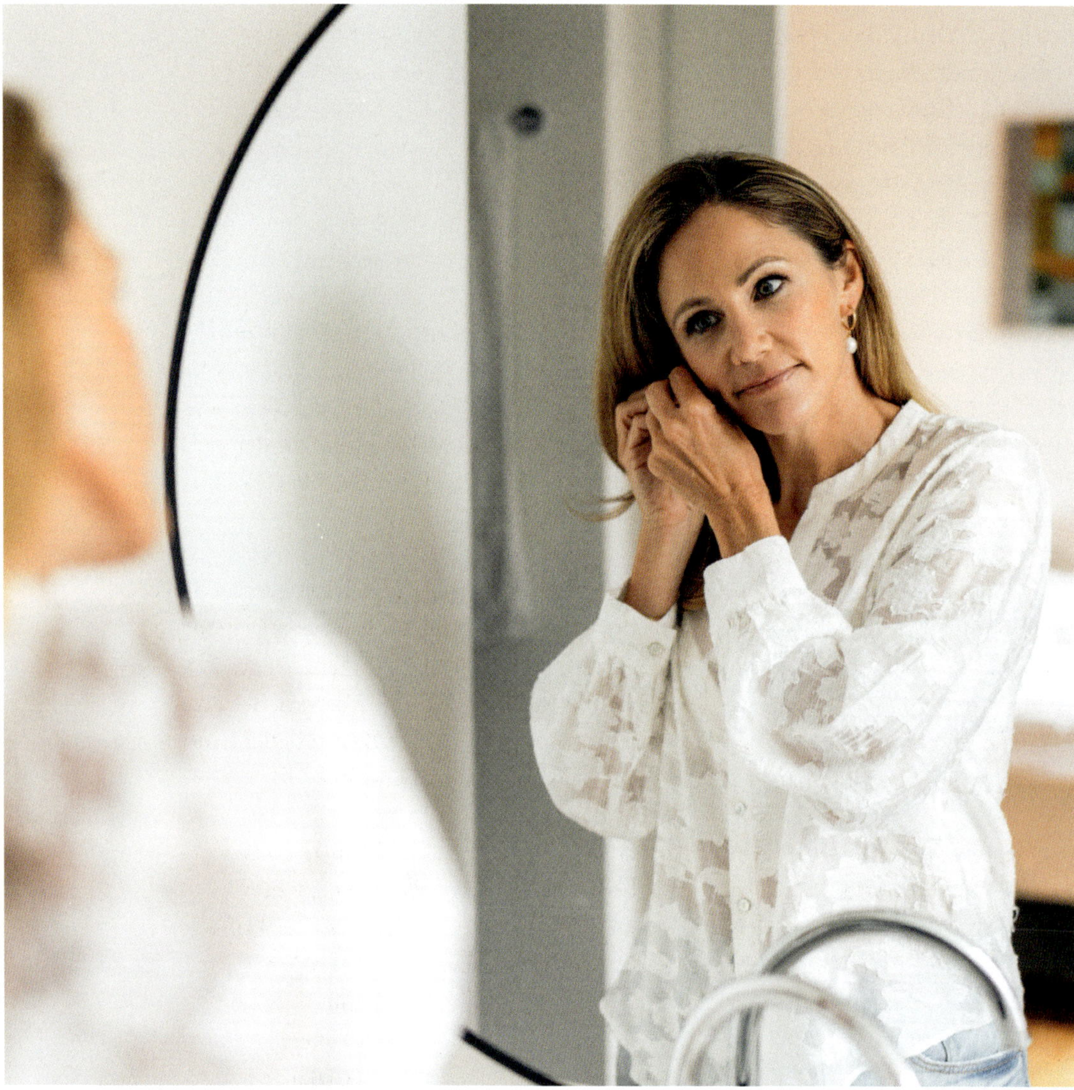

Ein hoher Anteil an stark verarbeiteten und mehrfach erhitzten Fetten fördert entzündliche Prozesse im Körper. Diese Entzündungen wirken sich direkt auf die Haut aus. Sie kann unruhiger werden, zu Rötungen neigen, schneller Unreinheiten entwickeln und an Spannkraft verlieren. Die natürliche Hautbarriere wird geschwächt, wodurch Feuchtigkeit schlechter gespeichert werden kann. Die Haut wirkt trockener, fahler und weniger prall. Gleichzeitig verändern ungünstige Fette die Zusammensetzung der Zellmembranen, was die Versorgung der Hautzellen mit Nährstoffen zusätzlich beeinträchtigt.

Auch stark verarbeitete Kohlenhydrate und Fertigprodukte wirken sich negativ auf das Aussehen aus. Sie liefern häufig viele Kalorien, aber nur wenige Mikronährstoffe. Gleichzeitig enthalten sie Zusatzstoffe, Konservierungsmittel und Geschmacksverstärker, die den Körper belasten. Der Organismus ist damit beschäftigt, diese Stoffe zu verarbeiten und auszuscheiden, während ihm essenzielle Vitamine, Mineralstoffe und Spurenelemente fehlen. Dieser Mangel zeigt sich oft zuerst an Haut und Haaren, die an Qualität verlieren.

Ungesunde Ernährung wirkt sich damit nicht nur innerlich aus, sondern ist sichtbar. Sie nimmt dem Körper die Grundlage für Regeneration, Aufbau und Strahlen. Erst wenn entzündungsfördernde und nährstoffarme Lebensmittel reduziert und durch natürliche, nährstoffreiche Zutaten ersetzt werden, kann der Körper beginnen, sich zu stabilisieren. Haut, Haare, Energie und Ausstrahlung reagieren darauf oft schneller, als man erwartet.

Die Rezepte in diesem Kapitel sind meine Schönheitsgeheimnisse. Sie sollen dir bei deinem Glow-up helfen. Leckere Gerichte, die nähren, stabilisieren und reparieren. Sie versorgen den Körper mit genau den Mikro- und Makronährstoffen, die er braucht, um von innen heraus wieder in Balance zu kommen. Die Auswahl der Zutaten ist daher so konzipiert, dass sie eine ausgewogene Versorgung ermöglicht, die den Körper über den Tag hinweg stabil und bedarfsgerecht unterstützt.

Wasser unterstützt außerdem die Entgiftungs- und Ausscheidungsprozesse des Körpers. Leber, Nieren und Darm sind auf eine gute Hydration angewiesen, um Abbauprodukte und belastende Stoffe effizient auszuscheiden. Ist diese Funktion eingeschränkt, kann sich das über die Haut zeigen, etwa durch Unreinheiten oder ein unruhiges Hautbild. Auch die Energie leidet, da ein Flüssigkeitsmangel den Zellstoffwechsel verlangsamt. Ein gut hydrierter Körper arbeitet effizienter, wirkt vitaler und zeigt dies nach außen durch eine klarere Haut und eine frischere Ausstrahlung.

Als ich anfing, mich bewusst mit meiner Ernährung zu befassen, habe ich gemerkt, wie sich alles verändert, und ich bekam oft Komplimente für mein Aussehen. Aber noch wichtiger war etwas anderes: Meine Energie kam zurück. Dieses innere Wachsein. Dieses Gefühl, wieder präsent im eigenen Körper zu sein. Nicht mehr ständig müde auszusehen. Nicht mehr das Gefühl zu haben, sich verstecken zu müssen. Diese Wirkung und diese Art der Ausstrahlung kann man nicht mit Cremes oder Make-up erzielen. Sie entsteht, wenn der Körper bekommt, was er braucht, und wir beginnen, ihm wirklich zuzuhören.

DIE BESTEN NÄHRSTOFFE FÜR DEINEN BEAUTY-GLOW-UP

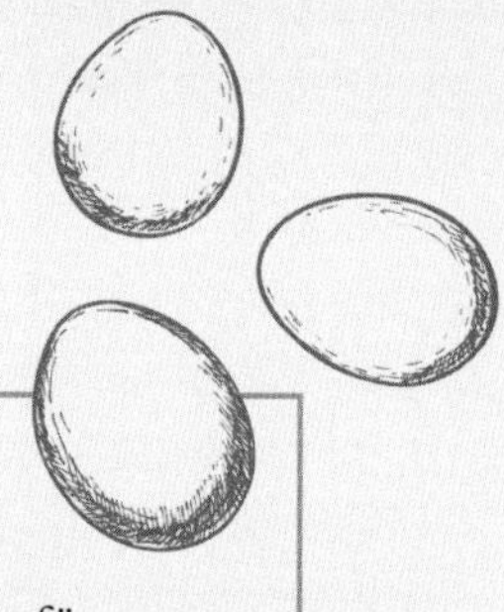

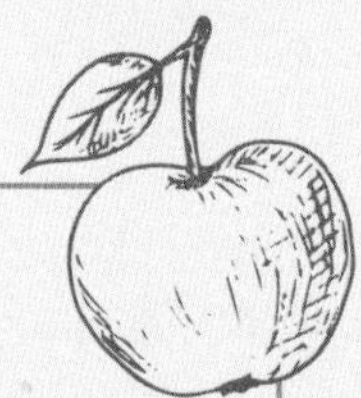

ANTIOXIDANTIEN UND FLAVONOIDE

Antioxidantien und Flavonoide schützen die Zellen vor freien Radikalen und verlangsamen Alterungsprozesse. Besonders reich daran sind Beeren, dunkle Trauben, Granatapfel, Äpfel, grünes Blattgemüse, Tomaten, Zwiebeln, Kräuter, grüner Tee sowie Kakao und dunkle Schokolade mit hohem Kakaoanteil. Eine vielfältige pflanzliche Ernährung sorgt für eine breite Versorgung mit diesen Schutzstoffen.

BIOTIN

Biotin ist besonders wichtig für kräftige Haare, stabile Nägel und eine gesunde Hautstruktur. Gute natürliche Quellen sind Eier, vor allem das Eigelb, Nüsse und Samen wie Mandeln, Haselnüsse, Walnüsse und Sonnenblumenkerne, Haferflocken, Hülsenfrüchte, Avocado sowie Pilze. Auch bestimmte Gemüsesorten wie Spinat und Brokkoli tragen zur Biotinversorgung bei.

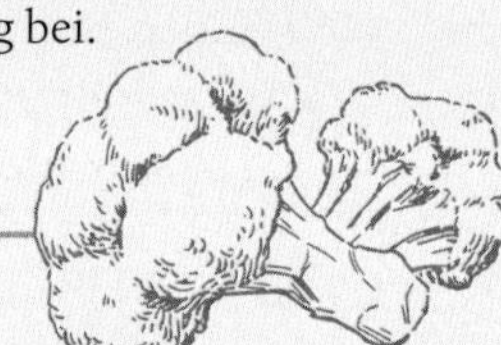

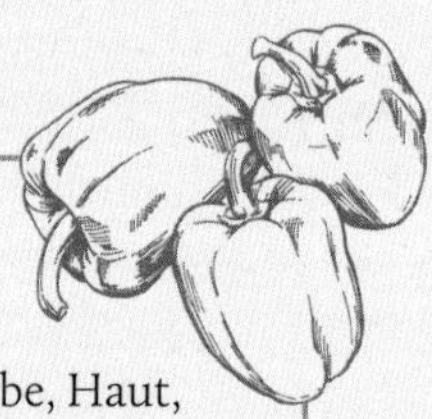

SILIZIUM

Silizium stärkt Bindegewebe, Haut, Haare und Nägel. Es kommt vor allem in pflanzlichen Lebensmitteln vor. Gute Quellen sind Hafer, Hirse, Gerste, Vollkornprodukte, Gurken, Paprika, grüne Bohnen sowie Kräuter. Auch mineralstoffreiches Wasser kann zur Siliziumversorgung beitragen.

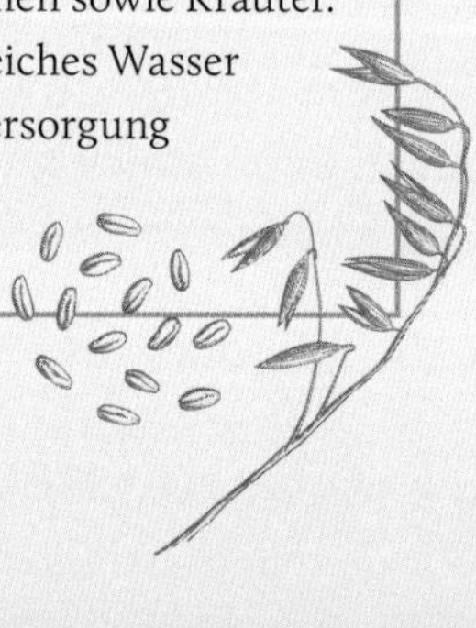

ZINK

Es unterstützt die Zellerneuerung, wirkt entzündungshemmend und ist wichtig für Hautreinheit und Haarwachstum. Gute Zinkquellen sind u.a. Fisch, Eier, Kürbis- und Sonnenblumenkerne, Haferflocken, Vollkornprodukte und Hülsenfrüchte. Zink ist besonders bei unreiner oder gestresster Haut relevant.

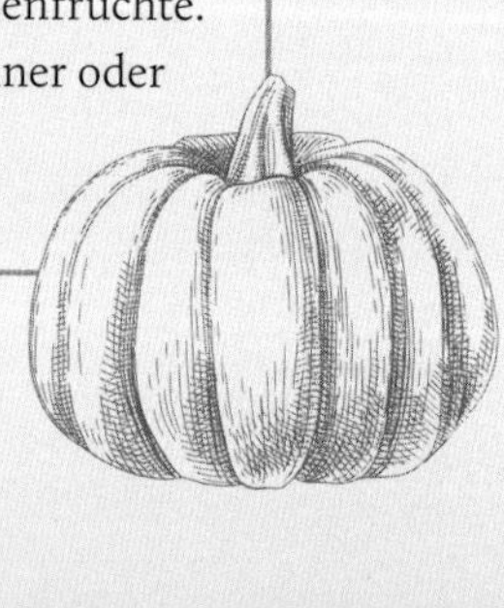

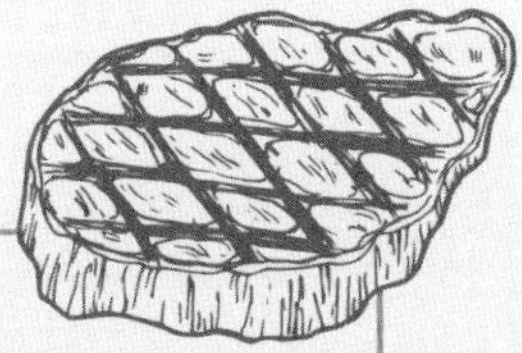

KOLLAGEN UND KOLLAGENBAUSTEINE

Kollagen ist ein zentrales Strukturprotein und sorgt für Festigkeit, Elastizität und Spannkraft von Haut und Bindegewebe. Kollagen selbst kommt vor allem in tierischen Lebensmitteln vor. Knochenbrühen, Fleisch mit Bindegewebe und Haut sowie Fischhaut liefern direktes Kollagen. Für die körpereigene Kollagenbildung sind jedoch vor allem die Bausteine entscheidend. Diese finden sich in proteinreichen Lebensmitteln wie Fisch, Eiern, hochwertigem Fleisch, Hülsenfrüchten und Milchprodukten. Zusätzlich benötigt der Körper unterstützende Mikronährstoffe für die Kollagensynthese, insbesondere Vitamin C.

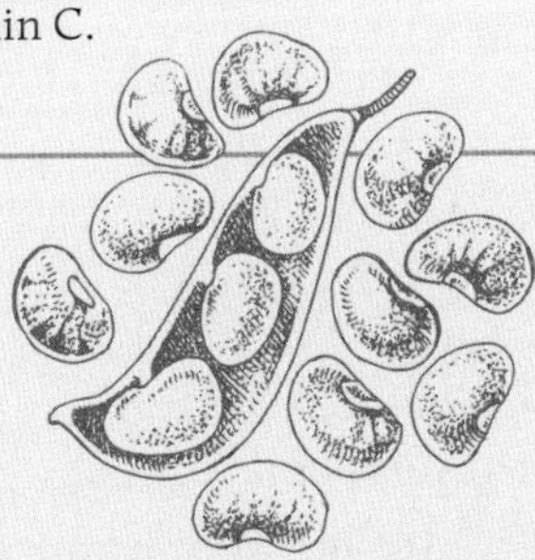

OMEGA-3-FETTSÄUREN

Sie sind essenziell für gesunde Zellmembranen und sorgen dafür, dass die Zellwände flexibel bleiben und Nährstoffe effizient in die Zellen gelangen. Sie wirken entzündungshemmend und können Hautirritationen, Rötungen und Trockenheit reduzieren. Zudem spielen Omega-3-Fettsäuren eine wichtige Rolle für die Energieproduktion im Körper. Besonders reich an Omega-3-Fettsäuren sind fettreiche Kaltwasserfische wie Lachs, Makrele, Hering und Sardinen. Pflanzliche Lebensmitel wie Leinsamen, Leinöl, Chiasamen, Hanfsamen und Walnüsse enthalten Alpha-Linolensäure, eine pflanzliche Omega-3-Fettsäure.

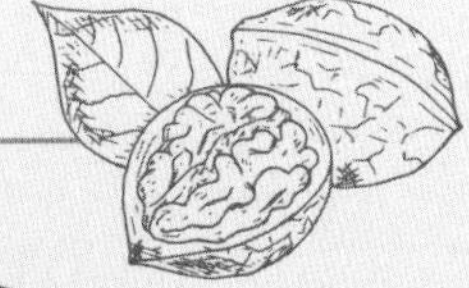

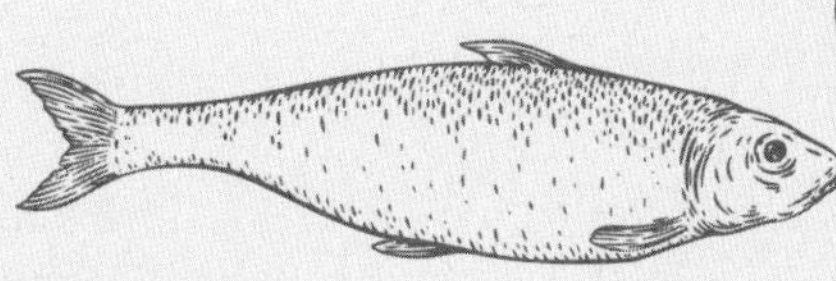

HIRSEPORRIDGE

MIT MANDELN UND ÄPFELN

FÜR 2 PERSONEN
15 MINUTEN
VEGAN, GLUTENFREI, LAKTOSEFREI

100 g Hirse
400 ml Mandeldrink (ungesüßt)
Salz
1 Msp. Zimtpulver
1 Msp. Anispulver
2 Äpfel
4 EL Mandelkerne
1 EL Kokosöl
Dattelsirup zum Garnieren (nach Belieben)

Die Hirse in einem Sieb abspülen und abtropfen lassen. In einem Topf 300 ml Mandeldrink mit 1 Prise Salz, Zimt und Anis aufkochen. Die Hirse einstreuen und alles aufkochen lassen. Anschließend zugedeckt bei schwacher Hitze etwa 10 Minuten garen, gelegentlich umrühren.

Inzwischen die Äpfel waschen, vierteln, entkernen und in feine Scheiben schneiden. Die Mandelkerne grob hacken. Das Kokosöl in einer Pfanne erhitzen und die Mandelkerne darin goldbraun rösten.

Den restlichen Mandeldrink (100 ml) unter den Porridge rühren.
Diesen mit den Apfelscheiben auf Schalen verteilen und mit den Mandeln bestreuen. Nach Belieben mit Dattelsirup beträufeln.

TIPP Hirse punktet mit ihrem Eisengehalt. Alternativ kann hier auch Quinoa verwendet werden. Sie bringt wertvolles Kalium, Kalzium und Magnesium mit.

PRO PORTION: CA. 416 KCAL, 1742 KJ, 8 G E, 16 G F, 58 G KH

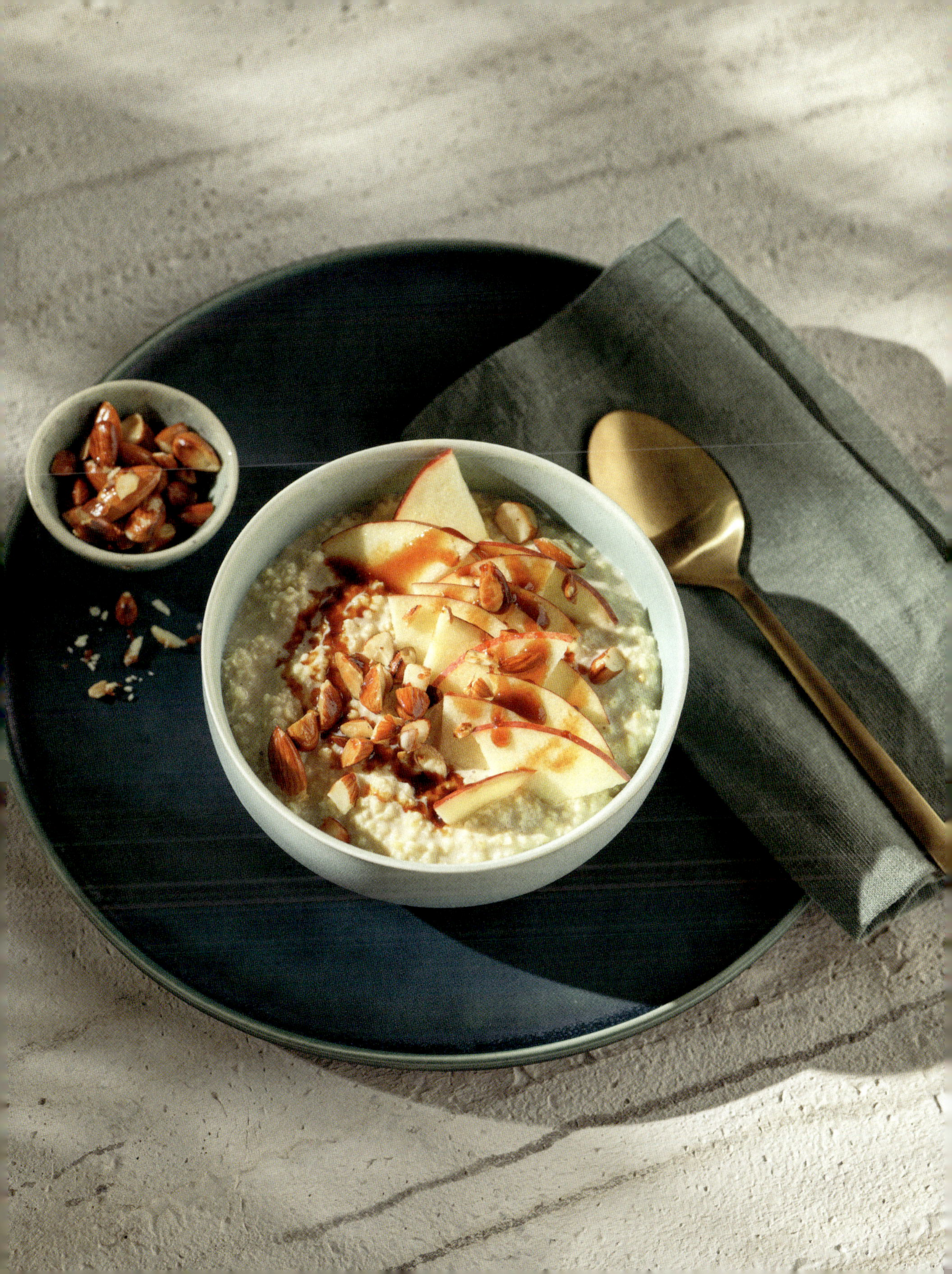

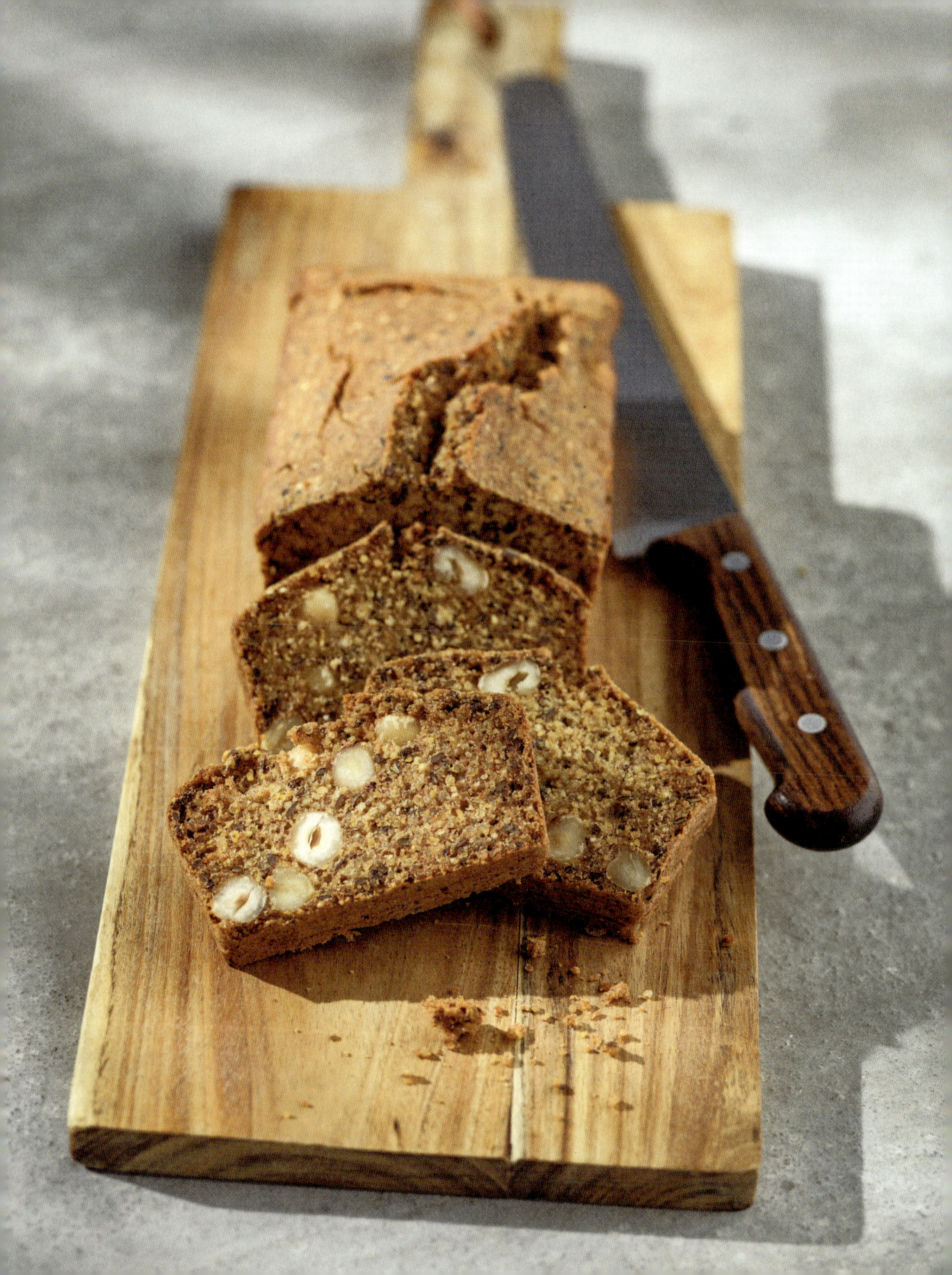

LEINSAMEN-QUINOA-BROT

MIT HASELNÜSSEN

ERGIBT 1 BROT
1 STUNDE + MIND. 12 STUNDEN QUELLZEIT
VEGAN, GLUTENFREI, LAKTOSEFREI

100 g Quinoa
1½ EL Sonnenblumenöl
70 g Haselnusskerne
5 EL Leinsamenschrot
100 g Buchweizen-Vollkornmehl
5 EL Maismehl
1 TL Natron
1 TL Salz
200 ml Mandeldrink (ungesüßt)

Die Quinoa in warmem Wasser waschen, in einem Sieb abspülen und abtropfen lassen. Anschließend in einer Schüssel etwa 4 cm hoch mit Wasser bedecken und mindestens 12 Stunden quellen lassen.

Den Backofen auf 200 °C Ober-/Unterhitze vorheizen und eine Kastenform (20 × 11 cm) mit ½ EL Öl ausstreichen. Die Haselnusskerne in einer Pfanne ohne Fett anrösten, dabei immer wieder wenden. In ein Küchentuch einschlagen und rubbeln, um so die Häutchen zu entfernen. Leinsamen, Buchweizen- und Maismehl sowie Natron und Salz in einer Schüssel mischen. Abgetropfte Quinoa, Mandeldrink und 1 EL Öl dazugeben und alles zu einem Teig verrühren.

Den Teig in der Kastenform glatt verstreichen und im Ofen auf der mittleren Schiene etwa 30 Minuten backen. Das Brot 5 Minuten in der Form stehen lassen, dann herausnehmen und auf einem Kuchengitter abkühlen lassen.

TIPP Quinoa und Buchweizen bringen wertvolle Mineralstoffe mit und der Leinsamen sorgt mit seinen Ballaststoffen für eine gute Verdauung.

PRO SCHEIBE (CA. 60 G): CA. 175 KCAL, 734 KJ, 5 G E, 9 G F, 17 G KH

GELBES KIWI-CARPACCIO

FÜR 2 PERSONEN
15 MINUTEN
VEGETARISCH, GLUTENFREI

2 gelbe Kiwis
5 mittelgroße Strauchtomaten
200 g Büffelmozzarella
4 Stiele Basilikum
Salz
Pfeffer aus der Mühle
1–2 EL Aceto balsamico
2 EL Olivenöl

Die Kiwis schälen (bei Bio-Früchten nicht notwendig, diese nur waschen) und quer in dünne Scheiben schneiden. Die Tomaten waschen und in Scheiben schneiden, dabei die Stielansätze entfernen. Den Mozzarella halbieren und in dünne Scheiben schneiden. Das Basilikum waschen, trocken schütteln und die Blätter abzupfen.

Kiwi- und Tomatenscheiben im Wechsel mit dem Mozzarella dachziegelartig auf zwei große Teller schichten und mit Salz und Pfeffer bestreuen. Aceto balsamico und Olivenöl verrühren und darüberträufeln.
Das Carpaccio mit den Basilikumblättern bestreuen.

TIPP Wertvolle Antioxidantien verstecken sich in der Schale von Kiwis. Diese kann bei der gelben Variante nach Belieben einfach mitgegessen werden.

PRO PORTION: CA. 422 KCAL, 1767 KJ, 19 G E, 32 G F, 12 G KH

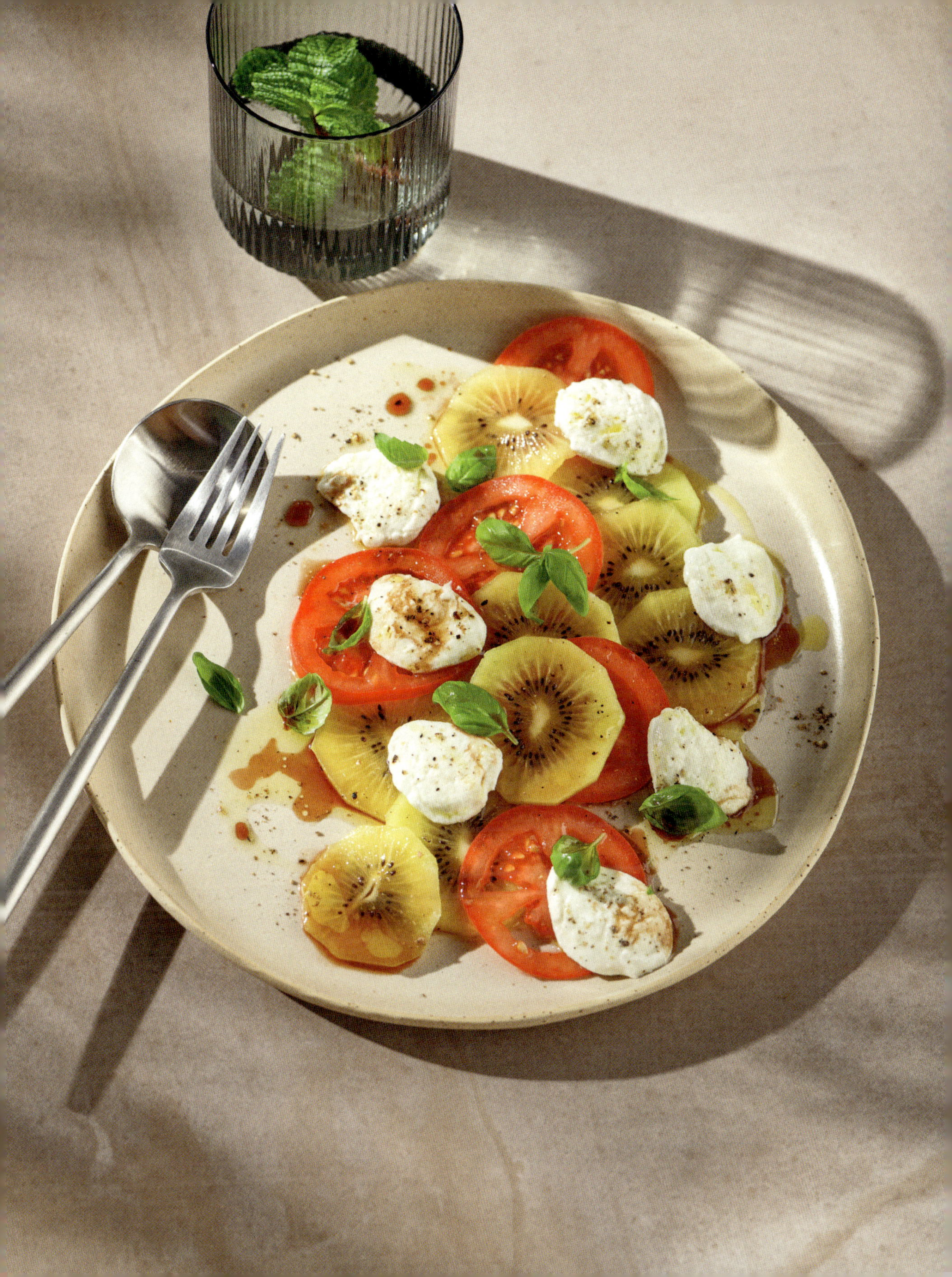

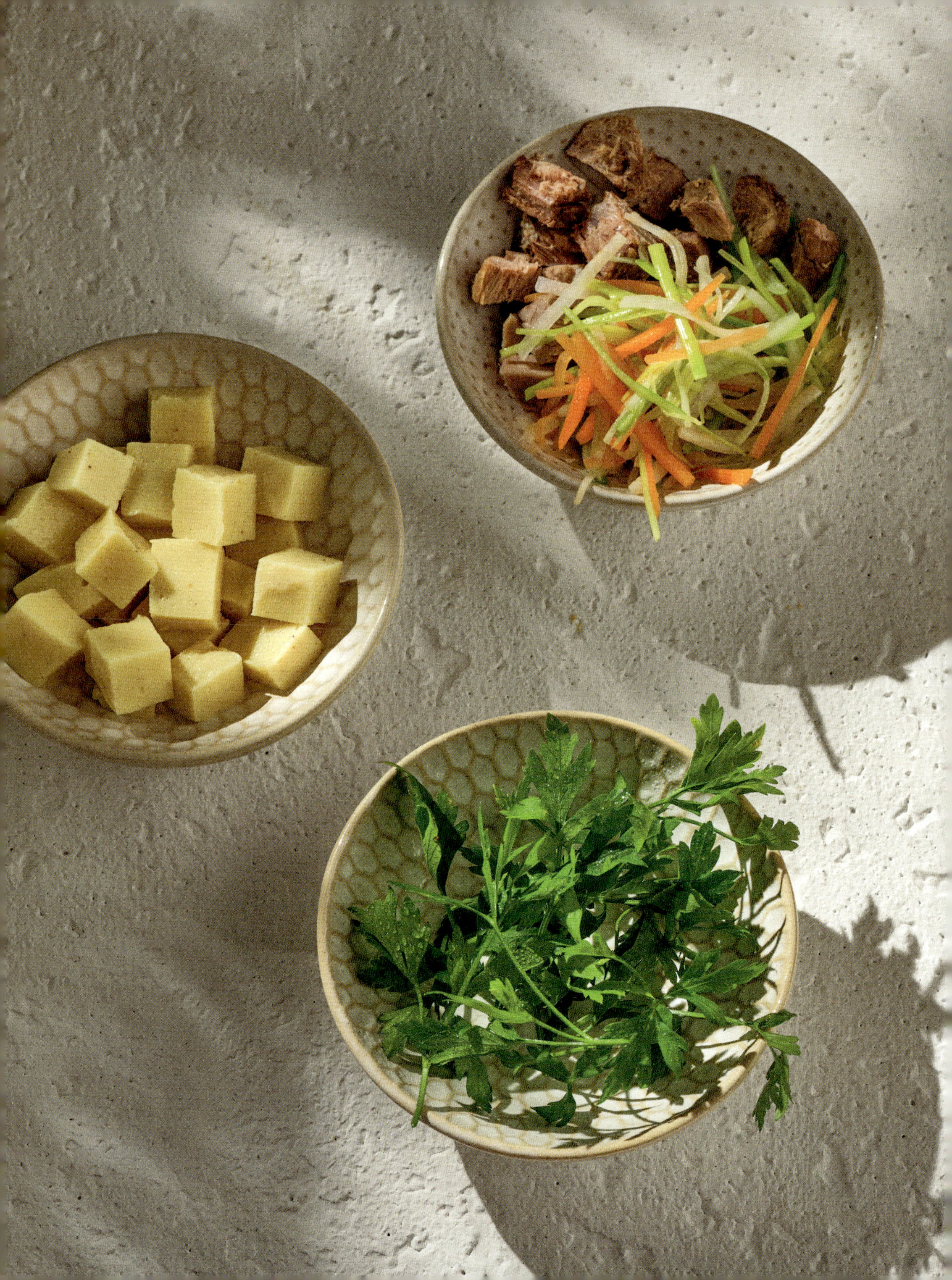

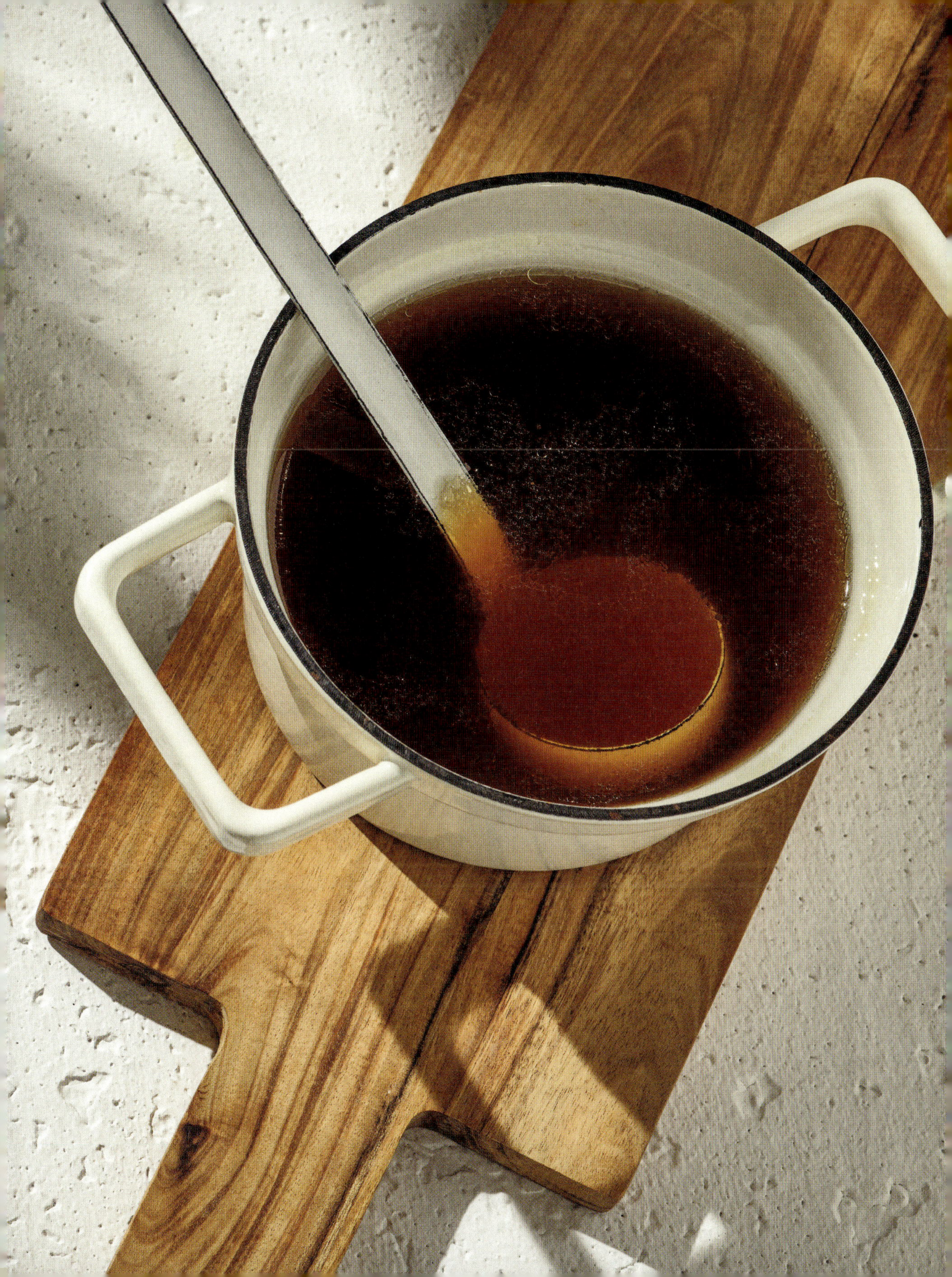

RINDERKNOCHENBRÜHE

MIT SHAN-TOFU

FÜR 4 PERSONEN
3 STUNDEN
GLUTENFREI, LAKTOSEFREI

Für die Brühe:
1 kg Rinder-Suppenknochen
1 kg Rinder-Beinscheiben
2 Zwiebeln
1 Pck. Suppengemüse (insg. 800 g)
2 Zweige Thymian
3 Lorbeerblätter
1 TL schwarze Pfefferkörner
½ TL Korianderkörner
Salz
etwas Schnittlauch zum Garnieren

Für die Einlage:
5 EL Kichererbsenmehl
Salz
frisch geriebene Muskatnuss
gemahlene Kurkuma
75 g Lauch
1 Möhre
75 g Knollensellerie
2 Stiele Petersilie

Für die Brühe die Knochen und Beinscheiben kalt abspülen. In Wasser aufkochen. Anschließend erneut kalt abspülen und abtropfen lassen. Beides wieder in den Topf geben und mit kaltem Wasser bedecken. Das Ganze aufkochen. Den aufsteigenden Schaum mit dem Schaumlöffel entfernen. Die Brühe bei schwacher Hitze 45 Minuten köcheln lassen.

Inzwischen die Zwiebeln halbieren und mit der Schnittfläche nach unten in einer Pfanne ohne Fett dunkelbraun anrösten. Das Suppengemüse putzen, waschen bzw. schälen und in Ringe bzw. Würfel schneiden. Petersilie (vom Suppengemüse) und Thymian waschen und trocken tupfen.

Gemüse, Kräuter, Zwiebeln und Gewürze nach den 45 Minuten in den Topf geben. Die Brühe bei schwacher Hitze weitere 2 Stunden köcheln lassen. Mit Salz würzen und durch ein mit einem Tuch ausgelegtes Sieb gießen. Das Beinscheibenfleisch etwas abkühlen lassen, vom Knochen lösen und in Würfel schneiden.

Inzwischen für den Shan-Tofu das Kichererbsenmehl mit 100 ml kaltem Wasser verrühren und 10 Minuten quellen lassen. In einem Topf 200 ml Wasser aufkochen und mit Salz, 2 Prisen Muskatnuss und 1 Prise Kurkuma würzen. Die Mehlmischung einrühren und bei schwacher Hitze unter gelegentlichem Rühren 4 Minuten köcheln lassen. Die Masse auf ein mit Backpapier ausgelegtes Blech streichen und in etwa 1 Stunde fest werden lassen.

Währenddessen Lauch, Möhre und Sellerie putzen und waschen bzw. schälen. Alles in feine Streifen schneiden. Die Petersilie waschen, trocken schütteln und klein schneiden. Die Gemüsestreifen in der Brühe bei mittlerer Hitze etwa 5 Minuten garen. Den Shan-Tofu in Stücke schneiden. Zusammen mit den Fleischwürfeln in die Brühe geben und kurz miterhitzen. Schnittlauch in Röllchen schneiden und über die Brühe streuen.

PRO PORTION: CA. 270 KCAL, 1130 KJ, 29 G E, 13 G F, 8 G KH

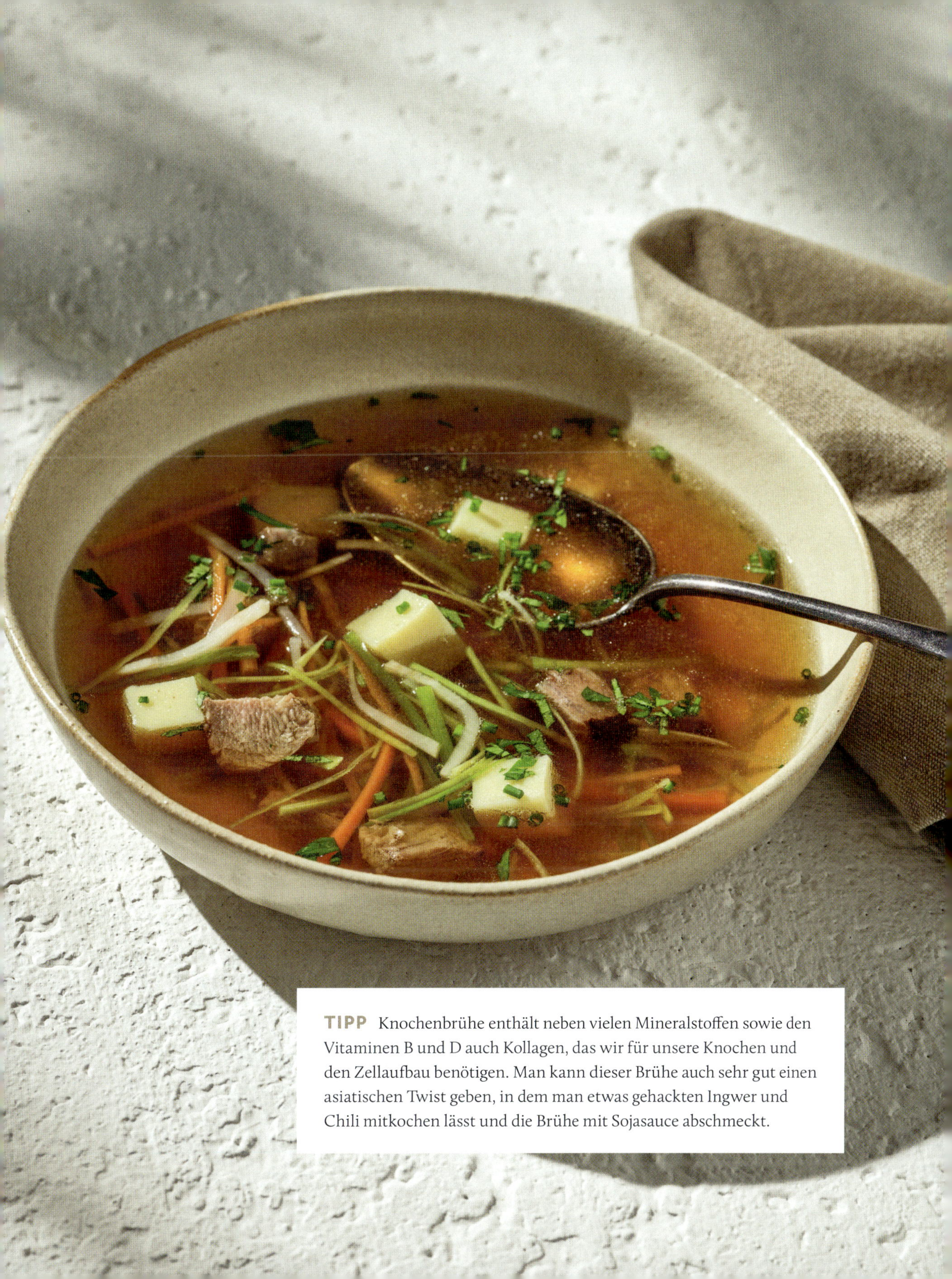

TIPP Knochenbrühe enthält neben vielen Mineralstoffen sowie den Vitaminen B und D auch Kollagen, das wir für unsere Knochen und den Zellaufbau benötigen. Man kann dieser Brühe auch sehr gut einen asiatischen Twist geben, in dem man etwas gehackten Ingwer und Chili mitkochen lässt und die Brühe mit Sojasauce abschmeckt.

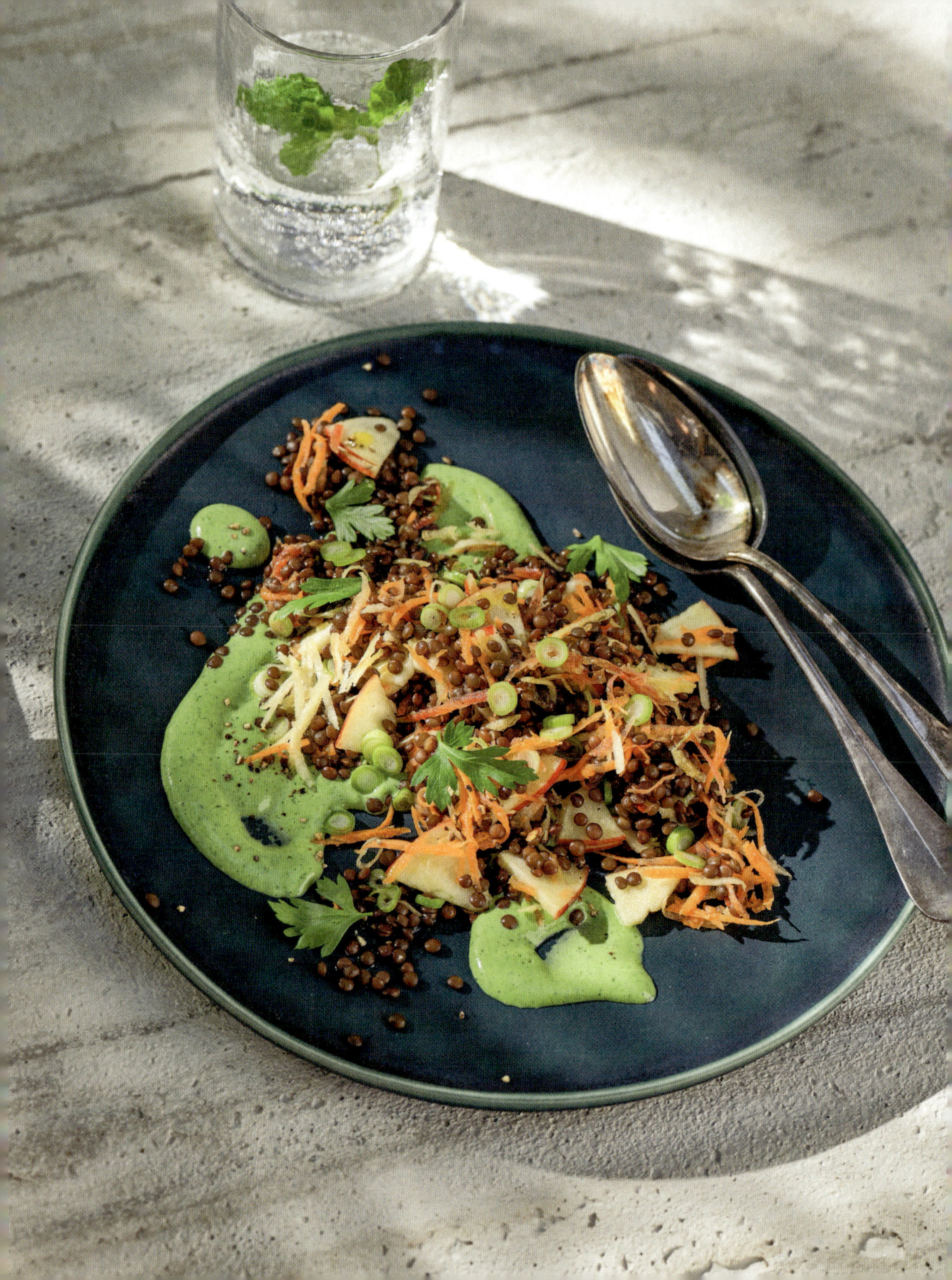

LINSENSALAT

MIT PETERSILIENCREME

FÜR 2 PERSONEN
40 MINUTEN
VEGAN, GLUTENFREI, LAKTOSEFREI

100 g Belugalinsen
Salz
200 g bunte Möhren
1 Apfel
1 Frühlingszwiebel
2–3 EL Zitronensaft
1–2 EL Agavendicksaft
1 EL Rapsöl
Pfeffer aus der Mühle
5 Stiele Petersilie
100 g Seidentofu
2 TL Kürbiskernöl

Die Linsen waschen, in einem Sieb abspülen und abtropfen lassen. Mit 200 ml Wasser aufkochen und 2 Minuten köcheln lassen. Zugedeckt bei schwacher Hitze etwa 20 Minuten garen. Kalt abspülen, abtropfen lassen und salzen.

Inzwischen die Möhren putzen, schälen und fein raspeln. Den Apfel waschen, vierteln, entkernen und in sehr dünne Scheiben schneiden. Die Frühlingszwiebel putzen, waschen und in Ringe schneiden. Alles mit den Linsen mischen, mit Zitronensaft, Agavendicksaft und Rapsöl verrühren und salzen und pfeffern.

Die Petersilie waschen und trocken schütteln. Einige Blätter zum Garnieren beiseitelegen, den Rest mit dem Tofu in einem hohen Rührbecher mit dem Stabmixer fein pürieren. Das Kürbiskernöl untermixen und die Creme salzen. Den Salat auf Teller verteilen, mit der Creme anrichten und mit Petersilie garnieren.

TIPP Belugalinsen schmecken nicht nur schön nussig, dank ihres Vitamin-B-Gehalts sind sie auch pure Nervennahrung und sättigen zudem nachhaltig. Die Creme zum Linsensalat kannst du statt mit Petersilie auch mit Dill zubereiten.

PRO PORTION: CA. 382 KCAL, 1599 KJ, 19 G E, 13 G F, 39 G KH

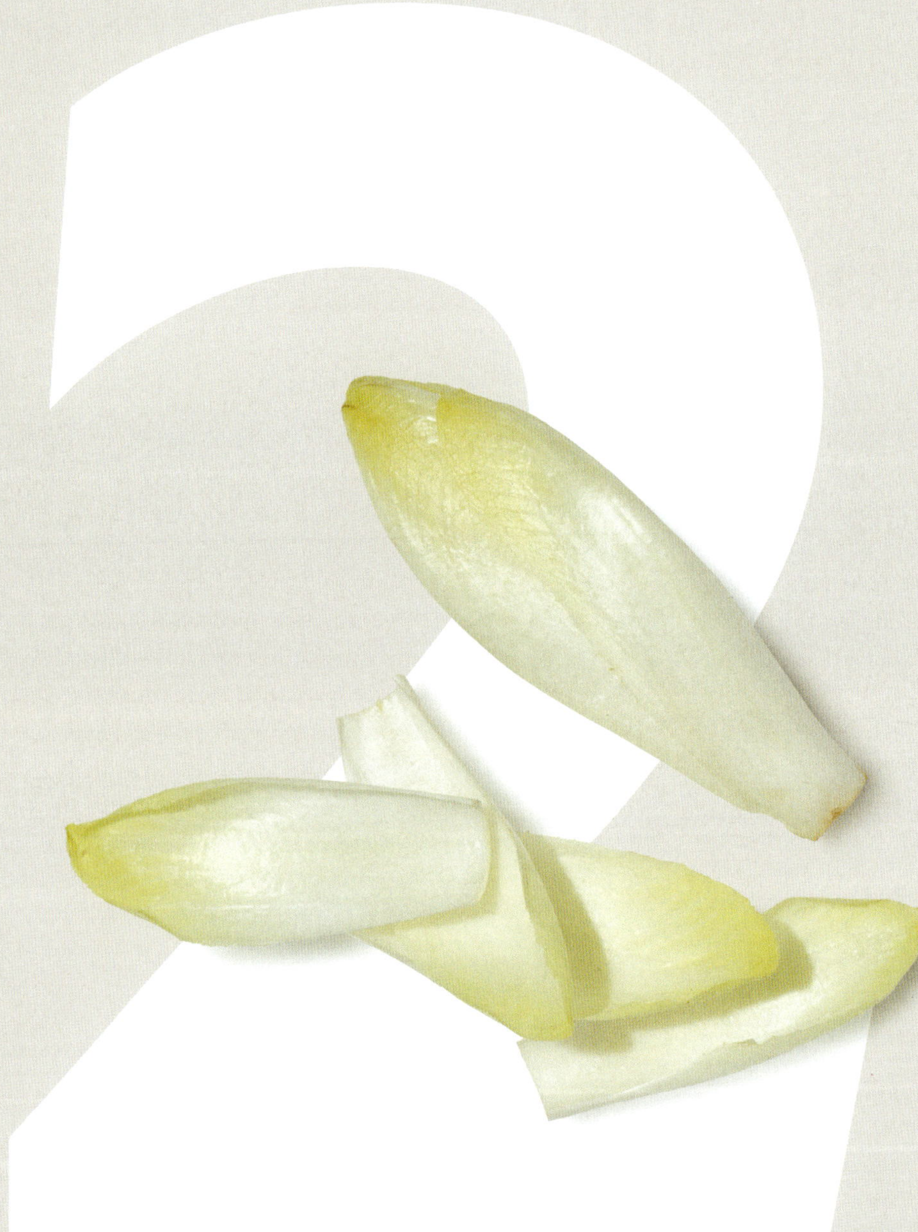
2

KAPITEL 2

MICROBIOME RESET

Der Neustart für deinen Darm

MICROBIOME RESET

Das Thema Darmgesundheit ist für mich ein echtes Herzensthema. Nicht wegen des Schönheitsideals eines flachen Bauches, sondern weil es um so viel mehr geht. Um Gesundheit. Um Wohlbefinden. Um Energie. Um unser Immunsystem. Alles in unserem Körper hängt davon ab, dass der Darm im Gleichgewicht ist. Wenn der Darm leidet, leidet der ganze Mensch. Und wenn der Darm wieder stabil wird, verändert sich oft weit mehr als nur das Bauchgefühl.

Der Darm ist nicht nur ein Verdauungsorgan. Er ist ein zentrales Steuerzentrum für unsere Gesundheit, unsere Energie, unser Immunsystem und unser gesamtes Körpergefühl. Wenn der Darm aus dem Gleichgewicht gerät, spüren wir das oft sehr früh. Blähungen, ein aufgeblähter oder harter Bauch, Schmerzen, Unwohlsein, Müdigkeit. Trotzdem nehmen viele von uns diese Symptome über Jahre einfach hin, weil wir denken, das sei normal oder gehöre eben zu unserem Körper.

Ich kenne dieses Gefühl seit meiner Kindheit. Mein Bauch war oft extrem aufgebläht. So sehr, dass ich dafür gehänselt wurde. Ein Blähbauch, der kam und ging, manchmal nur sichtbar, oft aber auch schmerzhaft. Ich habe gelernt, mich damit abzufinden. Auch später als Erwachsene dachte ich lange Zeit, ich sei einfach dick geworden. Wenn mein Bauch gespannt war und ich mich im Spiegel angesehen habe, war mein erster Gedanke oft, dass ich schon wieder zugenommen hätte. Besonders nach Tagen, an denen ich mich schlechter ernährt habe, war dieser Gedanke sofort da. Ich habe nicht bedacht, dass mein Bauch in diesen Momenten vor allem aufgebläht war. Dass es kein Fettzuwachs war, sondern eine Reaktion meines Darms. Dieses Missverständnis hat mein Körperbild über Jahre geprägt und mir immer wieder das Gefühl gegeben, etwas stimme mit mir nicht. Erst viel später habe ich verstanden, wie sehr Darmgesundheit und Wahrnehmung des eigenen Körpers miteinander verknüpft sind. Überschüssige Haut, Dehnungsstreifen oder Narben erzählen unsere Geschichte. Sie gehören zu uns. Aber mit Schmerzen, mit ständigem Druckgefühl, mit massiven Blähungen müssen wir uns nicht abfinden. Ich habe das viele Jahre getan. Heute weiß ich, dass der Körper sehr klar mit uns spricht. Und der Darm ist oft der Erste, der sich meldet.

> ”
> *Es gibt Dinge an unserem Körper, die wir lernen dürfen zu akzeptieren.*

Man kann sich noch so gesund ernähren und noch so viele hochwertige Lebensmittel essen oder supplementieren: Wenn der Körper bestimmte Dinge nicht verträgt, wird er reagieren. Unverträglichkeiten von Laktose, Fruktose, Gluten oder Histamin können massive Beschwerden verursachen, selbst dann, wenn die Ernährung auf den ersten Blick gesund erscheint.

Deshalb ist es so wichtig, genau hinzuschauen und Beschwerden nicht einfach abzutun. Bei stärkeren oder lang anhaltenden Symptomen sollte immer auch medizinisch abgeklärt werden, ob mehr dahintersteckt. Chronische Entzündungen, ein Reizdarmsyndrom und andere Erkrankungen sind nicht selten. Sich ärztliche Unterstützung zu holen, ist ein wichtiger Schritt zu mehr Lebensqualität.

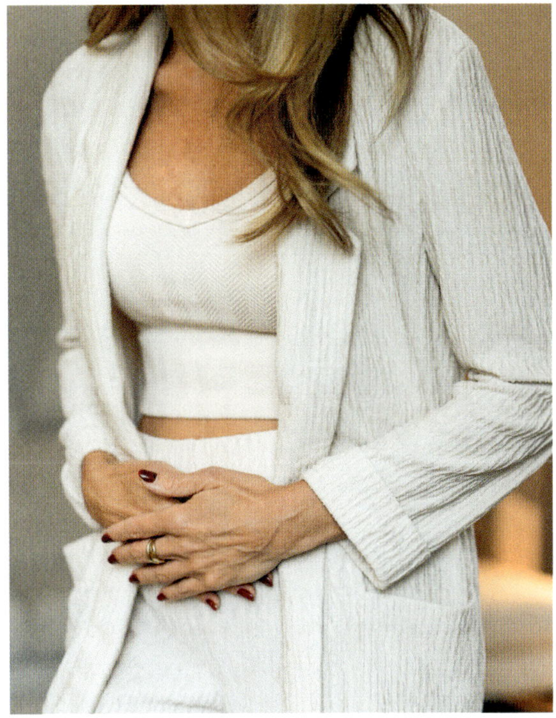

Von zentraler Bedeutung beim Microbiome Reset ist die Beschaffenheit der Darmflora. Sie besteht aus Billionen von Bakterien, die in einem empfindlichen Gleichgewicht zusammenleben. Diese Mikroorganismen beeinflussen unsere Verdauung, unser Immunsystem, Entzündungsprozesse im Körper und sogar unsere Stimmung. Gerät dieses Gleichgewicht aus der Balance, kann das weitreichende Folgen haben.

Auch Medikamente spielen in diesem Zusammenhang eine große Rolle. Sie können lebensrettend sein und gleichzeitig die Darmflora erheblich beeinflussen. Antibiotika, Schmerzmittel, Magensäureblocker oder bestimmte hormonelle Präparate können die Vielfalt der Darmbakterien reduzieren, die Darmschleimhaut reizen und das Gleichgewicht nachhaltig stören. Gerade nach solchen Phasen ist es besonders wichtig, den Darm bewusst zu unterstützen.

Ebenso können weitere Dinge dem Darm schaden, vor allem bei regelmäßigem Konsum. Stark verarbeitete Lebensmittel, Zucker, Alkohol, künstliche Zusatzstoffe und minderwertige Fette können die Darmflora aus dem Gleichgewicht bringen, Entzündungen fördern und die Darmschleimhaut reizen. Die Folgen sind Krankheiten, vermehrte Blähungen, Schmerzen, Müdigkeit und ein dauerhaftes Gefühl von Unwohlsein.

Bei alldem darf auch die Basis nicht vergessen werden: Langsam essen. Gut kauen. Ausreichend trinken. Bewegung in den Alltag integrieren. Wärme und Entspannung zulassen. Und die Aufnahme von Ballaststoffen nur langsam steigern, damit der Darm Zeit hat, sich anzupassen. Auch hier gilt, weniger auf einmal und dafür regelmäßig ist oft der bessere Weg.

Ein sehr wirkungsvoller Weg, den eigenen Körper besser zu verstehen, ist ein Ernährungstagebuch. Schreibe zehn Tage lang alles auf, was du isst und trinkst. Notiere, wie der Bauch morgens, mittags und abends aussieht. Wie oft du Stuhlgang hast und wie er beschaffen ist. Wie du geschlafen hast. Wie hoch dein Stresslevel war. Wo du gerade in deinem Zyklus stehst. Schon nach kurzer Zeit bekommst du ein gutes Gefühl für Zusammenhänge und Muster. Du beginnst zu erkennen, was dir guttut und was deinen Darm belastet.

Der Aufbau eines gesunden Darms ist kein schneller Prozess. Er braucht Geduld, Aufmerksamkeit und Konsequenz. Aber er lohnt sich. Ein Darm, der im Gleichgewicht ist, bedeutet weniger Blähungen, weniger Schmerzen, einen flacheren Bauch, mehr Energie und ein neues Vertrauen in den eigenen Körper. Ein Microbiome Reset ist kein Verzicht. Es ist ein Neubeginn. Ein bewusster Schritt hin zu mehr Wohlbefinden, mehr Klarheit und einem Bauchgefühl, das sich wieder gut anfühlt.

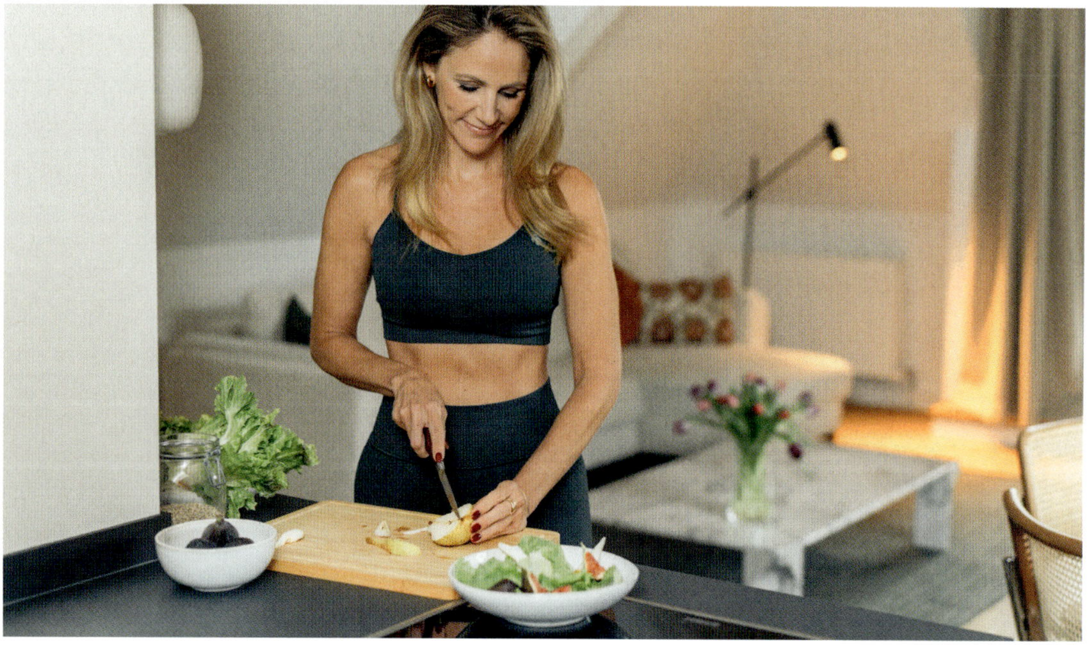

ESSEN FÜR EIN GUTES BAUCHGEFÜHL

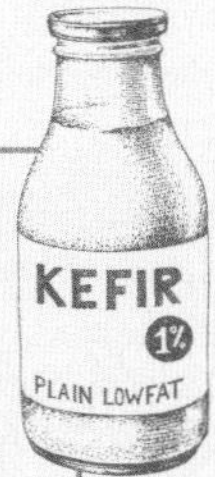

PROBIOTIKA

Beim Microbiome Reset kommen die Probiotika ins Spiel. Das sind lebende Mikroorganismen, die sich positiv auf die Darmflora auswirken können. Natürliche probiotische Quellen sind Joghurt, Kefir, Buttermilch, unpasteurisiertes Sauerkraut, Kimchi, fermentiertes Gemüse und Kombucha. Entscheidend ist, dass diese Lebensmittel lebendige Kulturen enthalten, denn pasteurisierte Produkte liefern zwar Geschmack, aber keine aktiven Bakterien.

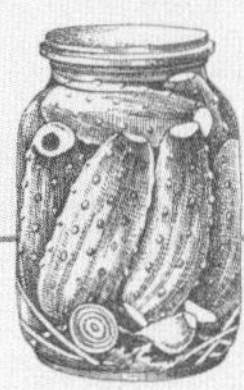

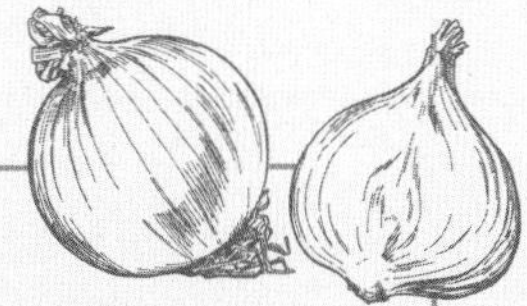

PRÄBIOTIKA

Damit Probiotika ihre Wirkung entfalten können, brauchen sie Präbiotika: Das sind unverdauliche Nahrungsbestandteile, meist Ballaststoffe, die den guten Darmbakterien als Nahrung dienen. Ohne Präbiotika können sich Probiotika nicht dauerhaft ansiedeln. Präbiotische Lebensmittel sind u.a. Zwiebeln, Knoblauch, Lauch, Spargel, Hafer, Hülsenfrüchte, Beeren, Wurzelgemüse, Leinsamen, Flohsamenschalen, Chicorée und Artischocken. Kartoffeln oder Reis liefern abgekühlt resistente Stärke, die als Nahrung für Darmbakterien dient.

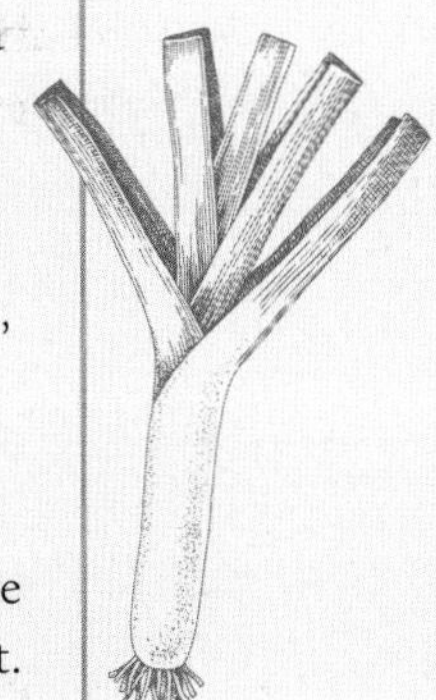

POSTBIOTIKA

Postbiotika sind die Stoffwechselprodukte der Darmbakterien. Sie entstehen, wenn Probiotika Präbiotika verarbeiten. Diese Postbiotika wirken entzündungshemmend, stärken die Darmschleimhaut und unterstützen das Immunsystem. Sie sind ein wichtiger Grund dafür, warum ein gesundes Mikrobiom weit über die Verdauung hinaus wirkt.

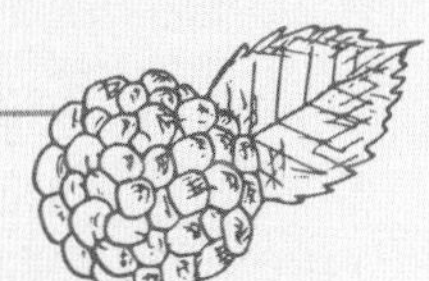

POLYPHENOLE

Polyphenole, sekundäre Pflanzenstoffe, wirken antioxidativ, entzündungshemmend und fördern gezielt bestimmte Darmbakterien. Polyphenolreiche Lebensmittel sind Beeren, grünes Blattgemüse, Kräuter, Olivenöl, Kakao und grüner Tee.

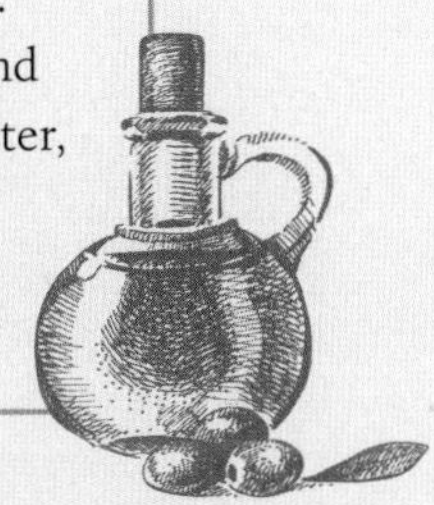

KOMBUCHA-MINZ-SHAKE

FÜR 2 PERSONEN
15 MINUTEN
VEGETARISCH, GLUTENFREI

200 g TK-Beeren
6 Stiele Minze
150 g Naturjoghurt
350 ml Kombucha

Die Beeren etwas antauen lassen. Inzwischen die Minze waschen und trocken schütteln. Zwei kleine Stiele zum Garnieren beiseitelegen. Die restlichen Blätter sehr fein hacken und mit dem Joghurt verrühren.

Die Beeren und 200 ml Kombucha mit dem Stabmixer in einem hohen Rührbecher fein pürieren. Nach Belieben durch ein Sieb streichen. Restlichen Kombucha (150 ml) unterrühren und den Shake in Gläser füllen.

Den Minzjoghurt strudelartig in den Shake füllen und die Gläser mit den beiseitegelegten Minzstielen garnieren.

TIPP Wer oft fermentierte Milchprodukte wie Joghurt zu sich nimmt, unterstützt damit nicht nur sein Darmmikrobiom, sondern das gesamte Immunsystem. Statt Naturjoghurt kannst du auch Skyr verwenden. Er liefert zusätzlich mehr Eiweiß und sorgt für ein längeres Sättigungsgefühl. Für eine cremigere Konsistenz kann nach Belieben etwas Sahne untergerührt werden.

PRO PORTION: CA. 171 KCAL, 722 KJ, 4 G E, 5 G F, 20 G KH

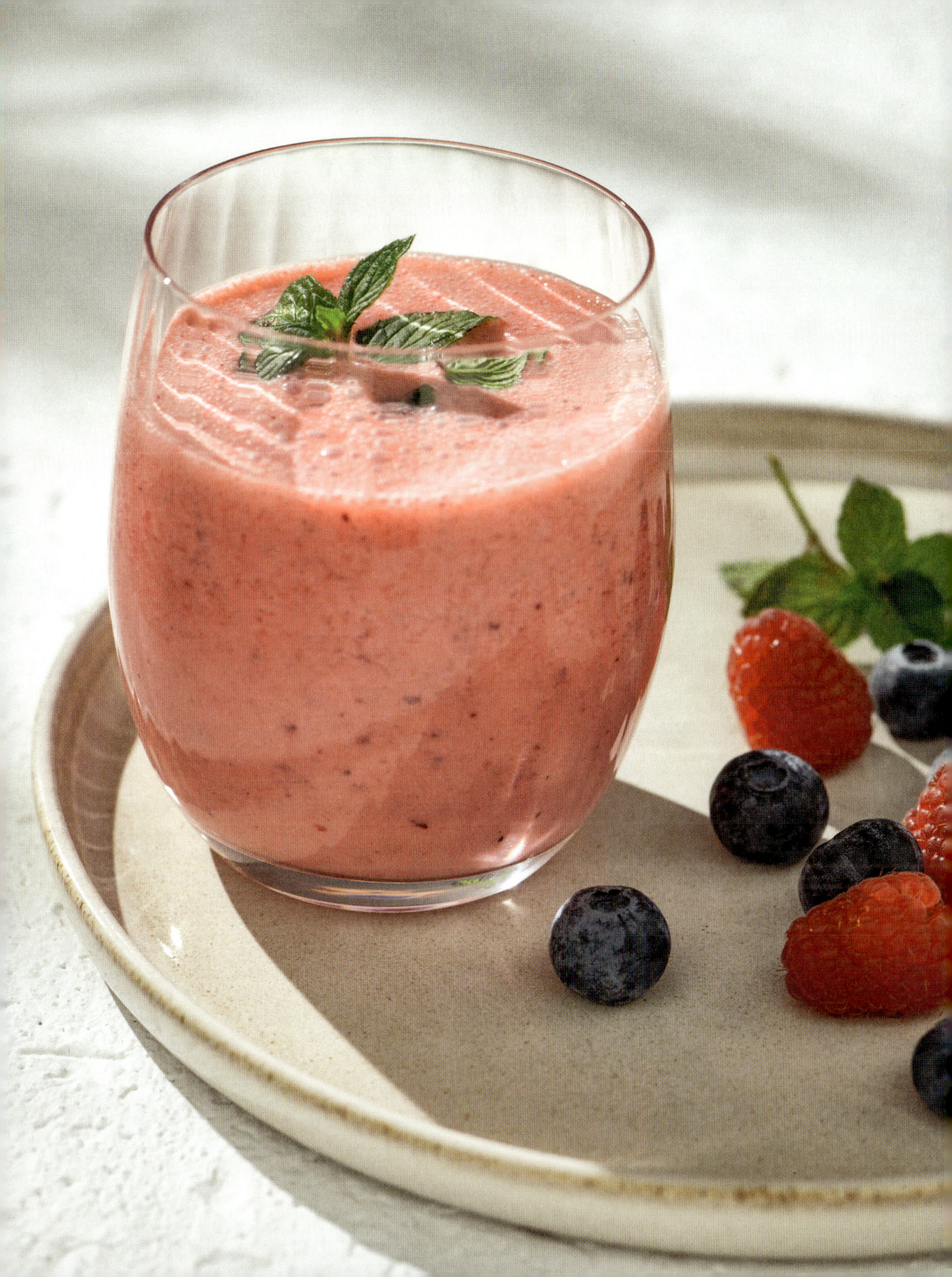

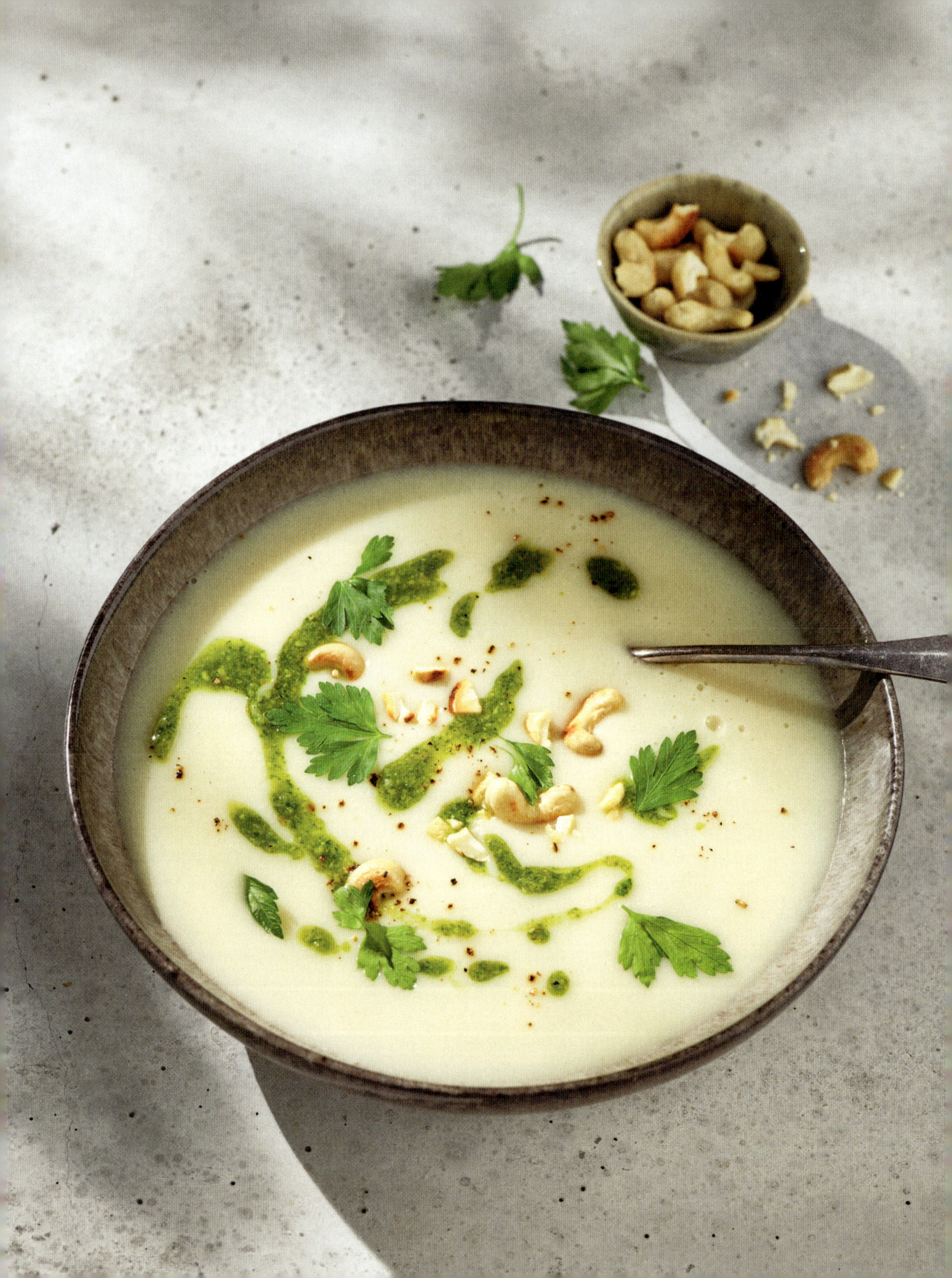

TOPINAMBUR-SUPPE

FÜR 2 PERSONEN
40 MINUTEN
VEGAN, LAKTOSEFREI

- 1 Schalotte
- 500 g Topinambur
- 5 EL Olivenöl
- 400 ml Gemüsebrühe
- 4 EL Cashewkerne
- 4 Stiele Petersilie
- Salz
- Pfeffer aus der Mühle
- 100 g vegane Kochcreme (aus Hafer)
- Cayennepfeffer
- einige Spritzer Zitronensaft

Die Schalotte schälen und in Würfel schneiden. Den Topinambur putzen, schälen und in Scheiben schneiden. In einem Topf 2 EL Olivenöl erhitzen und Schalotte und Topinambur darin bei mittlerer Hitze 2 Minuten andünsten. Die Brühe dazugießen und aufkochen. Alles zugedeckt bei schwacher Hitze etwa 15 Minuten köcheln lassen.

Inzwischen die Cashewkerne grob hacken und in einer Pfanne ohne Fett anrösten. Die Petersilie waschen und trocken schütteln. Einige Blätter zum Garnieren beiseitelegen, den Rest mit 3 EL Olivenöl und einem Großteil der Cashewkerne in einem hohen Rührbecher mit dem Stabmixer fein mixen. Das Pesto mit Salz und Pfeffer abschmecken.

Den Topinambur fein pürieren und aufkochen. Die Kochcreme unterrühren und die Suppe mit Salz, 1 Prise Cayennepfeffer und Zitronensaft abschmecken. Auf tiefe Teller verteilen, jeweils etwas Pesto einrühren und mit Cashews und Petersilie garnieren.

TIPP Die Suppe kann auch sehr gut mit der reichhaltigen Knochenbrühe von Seite 32 anstelle von Gemüsebrühe zubereitet werden. Petersilie ist reich an Vitamin C, Folsäure und Mineralstoffen. Du kannst sie je nach Geschmack auch durch Basilikum, Salbei, Kerbel, Koriander oder Minze ersetzen – trau dich ruhig, etwas zu experimentieren!

PRO PORTION: CA. 359 KCAL, 1493 KJ, 11 G E, 20 G F, 19 G KH

SPARGEL

MIT SPIEGELEIERN

FÜR 2 PERSONEN
30 MINUTEN
VEGETARISCH, GLUTENFREI, LAKTOSEFREI

Für die Sauce:
1 Schalotte
2 EL Olivenöl
120 g Cashewkerne
300 ml glutenfreie Gemüsebrühe
gemahlene Kurkuma
1 TL mittelscharfer Senf
Salz
Pfeffer aus der Mühle

Für den Spargel:
500 g grüner Spargel
2 EL Olivenöl
Salz
Pfeffer aus der Mühle

Außerdem:
1 EL Olivenöl
2 Eier (Größe M)
je 1 EL geröstete Haselnusskerne und gehackte Petersilie zum Garnieren (nach Belieben)

Für die Sauce die Schalotte schälen und in kleine Würfel schneiden. Das Olivenöl in einem Topf erhitzen und die Schalotte darin 2 Minuten andünsten. Die Cashewkerne kurz mitgaren. Die Brühe angießen und alles mit 1 Prise Kurkuma, Senf, Salz und Pfeffer würzen. Zugedeckt bei mittlerer Hitze etwa 10 Minuten köcheln lassen, mit dem Stabmixer pürieren und mit Salz und Pfeffer abschmecken.

Inzwischen für den Spargel eine Grillpfanne vorheizen. Den Spargel waschen, im unteren Drittel schälen und die holzigen Enden abschneiden. Die Spargelstangen mit dem Olivenöl bestreichen, salzen und in der Pfanne rundherum bei mittlerer Hitze etwa 5 Minuten grillen. Mit Pfeffer würzen.

Das Olivenöl in einer Pfanne erhitzen und die Eier darin bei mittlerer Hitze zu Spiegeleiern braten. Den Spargel auf zwei Teller verteilen, je ein Spiegelei daraufsetzen und die Sauce über den Spargel träufeln. Nach Belieben mit Haselnusskernen und Petersilie bestreuen.

TIPP Außerhalb der Spargelsaison stellen längs halbierte Schwarzwurzeln eine gute Alternative dar. Sie liefern Vitamin E zum Schutz der Zellen.

PRO PORTION: CA. 773 KCAL, 3235 KJ, 25 G E, 62 G F, 25 G KH

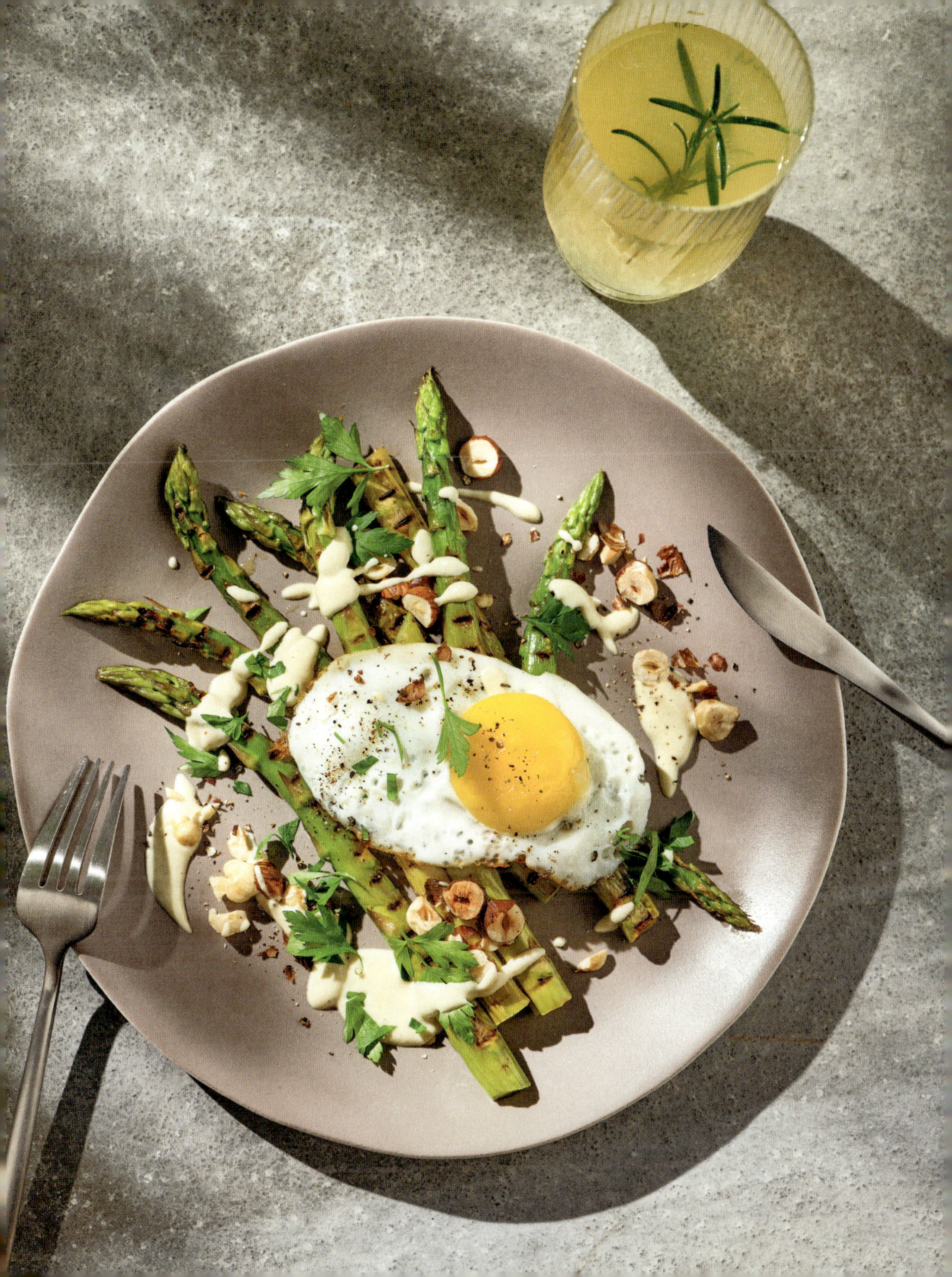

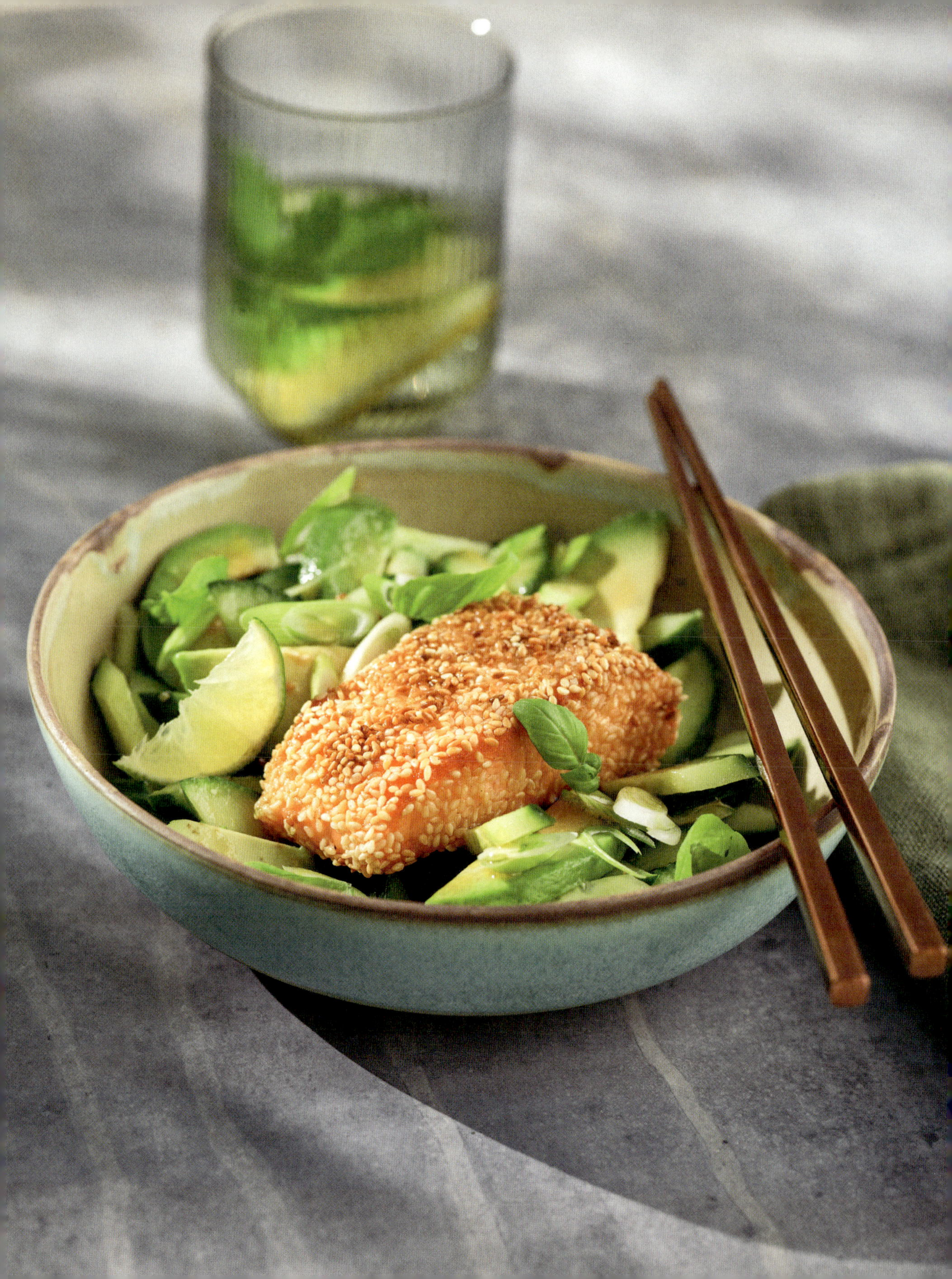

SESAMLACHS

MIT AVOCADO-GURKEN-SALAT

FÜR 2 PERSONEN
30 MINUTEN
GLUTENFREI, LAKTOSEFREI

- 1 Salatgurke (400 g)
- 1 reife Avocado
- 2 Frühlingszwiebeln
- 1 EL glutenfreie helle Misopaste
- 3 EL Limettensaft
- 3 EL Olivenöl
- 1 EL Ahornsirup
- 1 EL Sojasauce
- 2 Lachsfilets (à 150 g)
- Salz
- Pfeffer aus der Mühle
- 3 EL helle Sesamsamen
- 2 EL Rapsöl
- Basilikum oder Thai-Basilikum zum Garnieren (nach Belieben)

Die Gurke waschen, der Länge nach halbieren, entkernen und in Scheiben schneiden. Die Avocado halbieren und den Stein entfernen. Die Hälften schälen und das Fruchtfleisch in Scheiben schneiden. Die Frühlingszwiebeln putzen, waschen und schräg in dünne Ringe schneiden. Alles in eine große Schüssel geben.

Miso, Limettensaft, Olivenöl, Ahornsirup und Sojasauce verrühren. Das Dressing vorsichtig unter die Salatzutaten heben und das Ganze mit Salz abschmecken.

Die Lachsfilets waschen, trocken tupfen, mit Salz und Pfeffer würzen und im Sesam wenden – diesen leicht andrücken. Das Öl in einer Pfanne erhitzen und die Lachsfilets darin auf jeder Seite bei mittlerer Hitze etwa 6 Minuten braten.

Den Gurken-Avocado-Salat auf Teller verteilen, die Lachsfilets darauf anrichten und nach Belieben mit Basilikum oder Thai-Basilikum garnieren.

TIPP Omega-3-Fettsäuren, die im Lachs reichlich vorhanden sind, können Herz-Kreislauf-Erkrankungen vorbeugen und die Konzentration fördern.

PRO PORTION: CA. 966 KCAL, 4042 KJ, 38 G E, 84 G F, 10 G KH

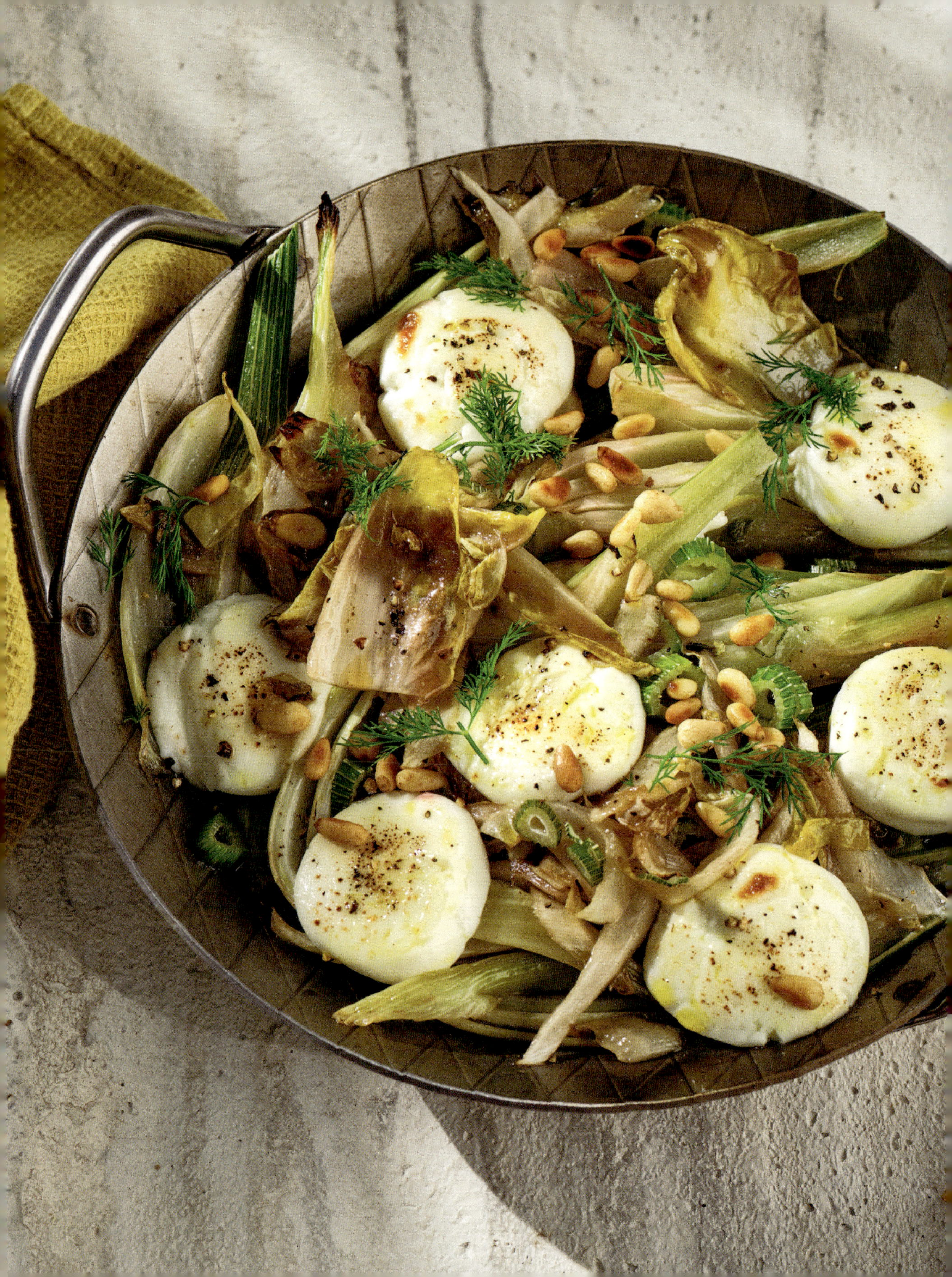

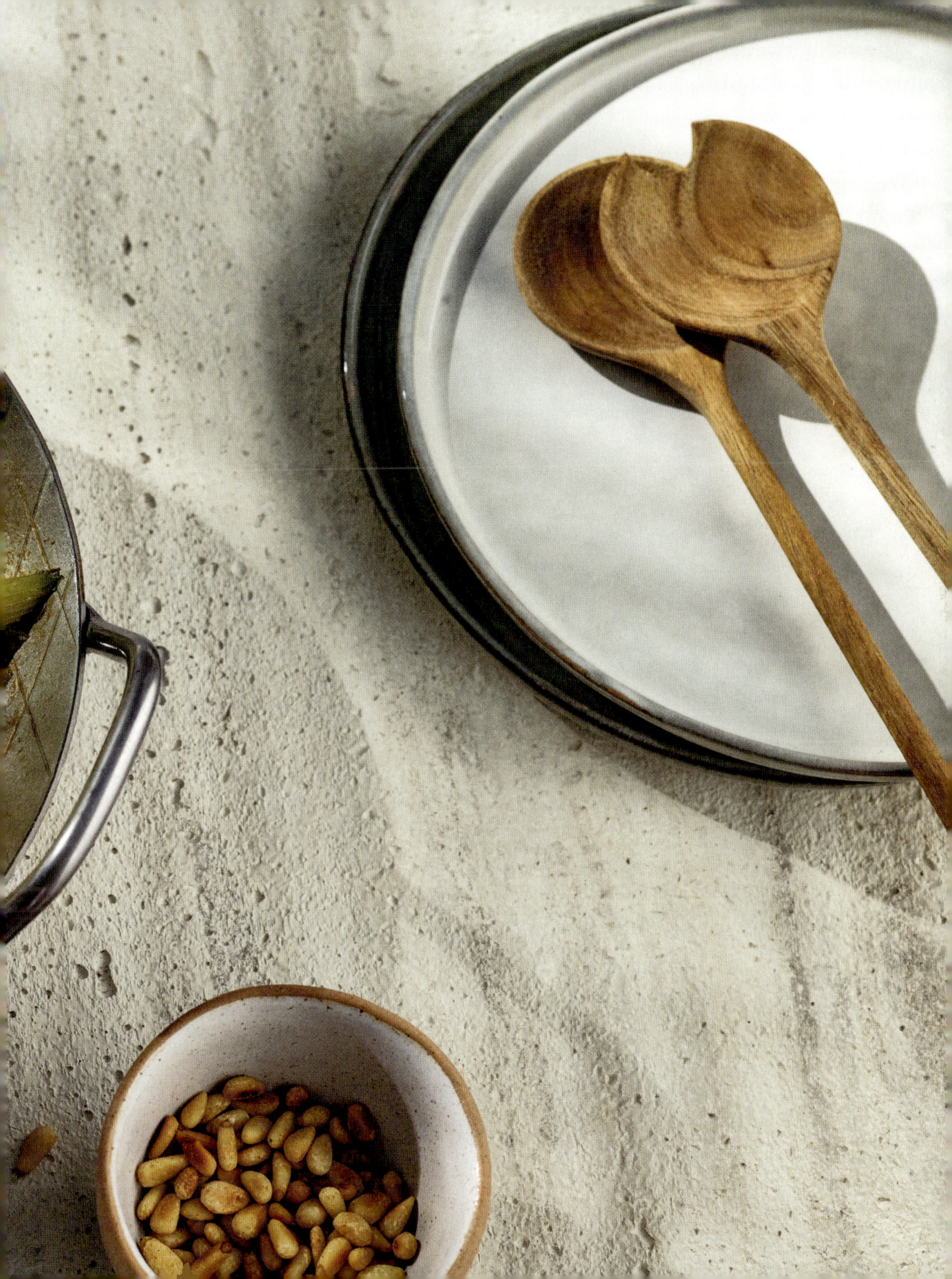

FENCHEL

MIT ZIEGENFRISCHKÄSE

FÜR 2 PERSONEN
40 MINUTEN
VEGETARISCH, GLUTENFREI

2 Fenchelknollen (insg. 650 g)
5 EL Olivenöl
Salz
1 Chicorée
1 EL Zitronensaft
1½ EL flüssiger Honig
Pfeffer aus der Mühle
8 Ziegenfrischkäsetaler (insg. 160 g)
2 EL Pinienkerne

Den Backofen auf 200 °C Ober-/ Unterhitze vorheizen. Die Fenchelknollen putzen, waschen und halbieren. Den harten Strunk entfernen und das Fenchelgrün hacken. Den Fenchel in feine Spalten schneiden. Von den Fenchelstangen die Fäden abziehen und die Stangen in dünne Scheiben schneiden.

Eine Tarteform (28 cm Durchmesser) mit etwas Olivenöl fetten und mit den Fenchelspalten und -scheiben auslegen. Den Fenchel mit 2 EL Olivenöl beträufeln, salzen und im Ofen auf der mittleren Schiene etwa 25 Minuten backen.

Inzwischen den Chicorée putzen, waschen, längs halbieren und den Strunk entfernen. Die Hälften quer in schmale Streifen schneiden. Zitronensaft, ½ EL Honig, 1 Prise Salz, Pfeffer und 2 EL Olivenöl in einer Schüssel verrühren und den Chicorée darin wenden.

Die Form aus dem Ofen nehmen und den Backofengrill vorheizen. Den Chicorée unter den Fenchel mischen, den Ziegenkäse darauf verteilen und mit 1 EL Honig beträufeln. Die Pinienkerne darüberstreuen. Das Ganze im Ofen in etwa 3 Minuten goldbraun gratinieren. Das Gemüse mit Pfeffer und Fenchelgrün bestreuen und servieren.

TIPP Ziegenmilchprodukte liefern für unseren Körper leichter verwertbare kurz- und mittelkettige Fettsäuren als solche aus Kuhmilch.

PRO PORTION: CA. 507 KCAL, 2119 KJ, 13 G E, 39 G F, 18 G KH

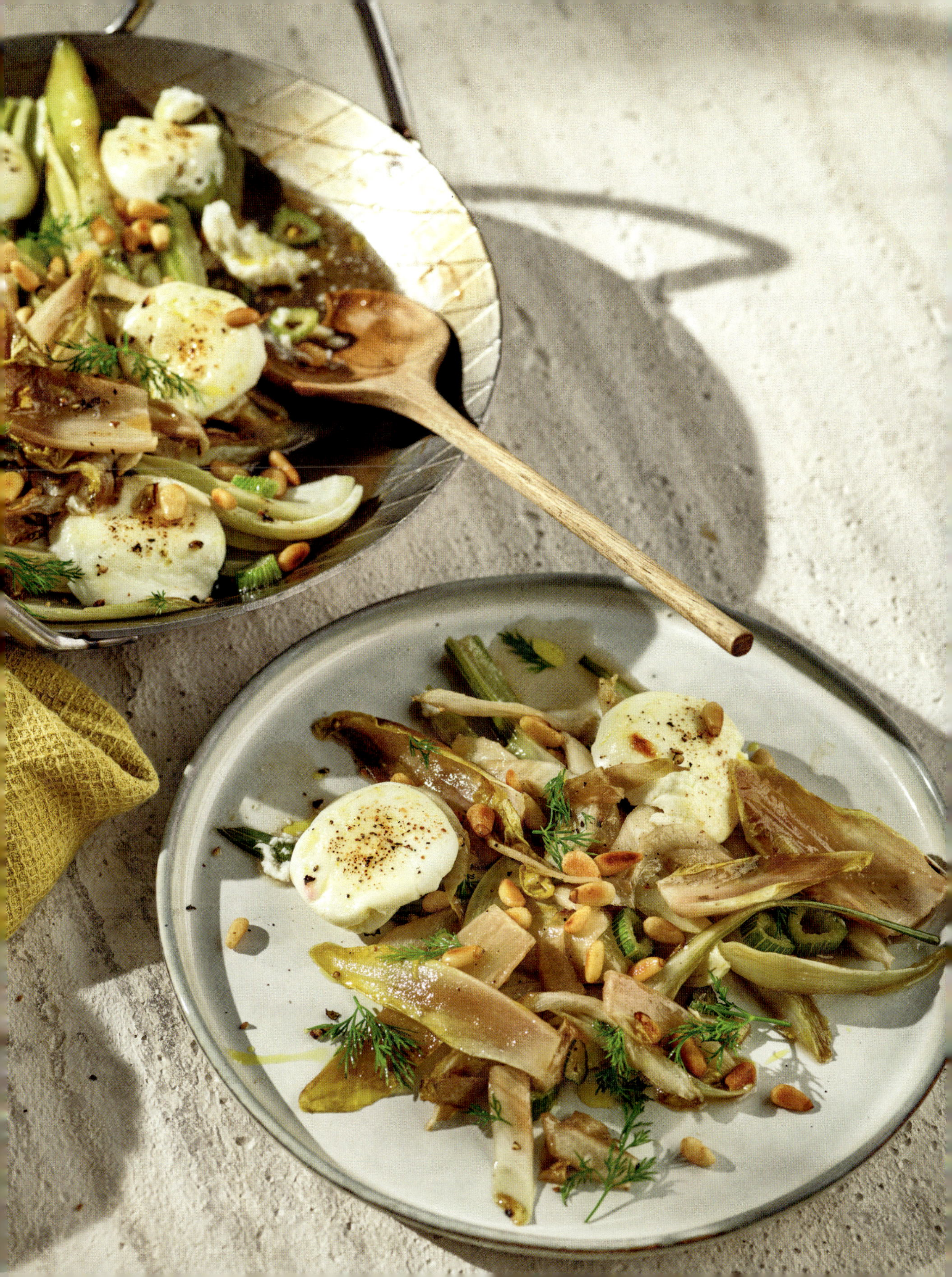

3

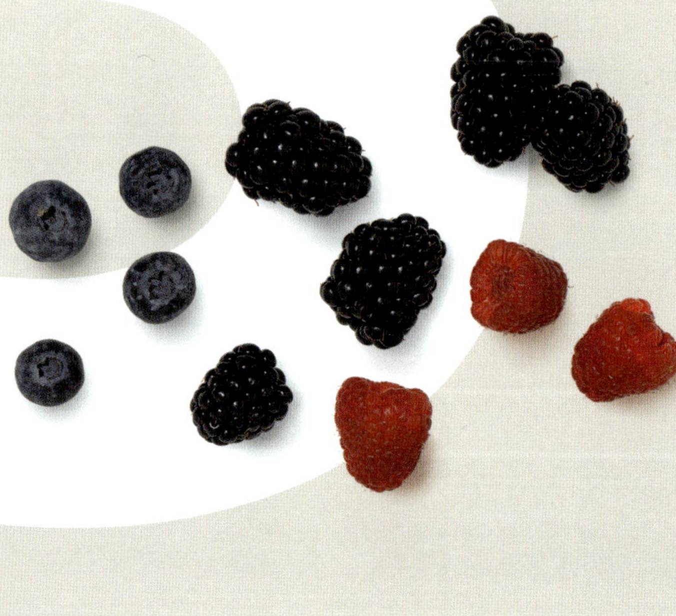

KAPITEL 3

LONGEVITY MODE

Gesunde Lebensjahre gewinnen

LONGEVITY MODE

Longevity beschreibt den Wunsch, möglichst viele Lebensjahre gesund, aktiv und erfüllt zu erleben, und ist zugleich die bewusste Entscheidung, dem eigenen Leben nicht nur mehr Jahre zu schenken, sondern diesen Jahren auch Gesundheit und Qualität. Ein gutes, langes Leben entsteht nicht zufällig. Es ist das Ergebnis vieler kleiner Entscheidungen, die sich über Jahre hinweg summieren. Wir alle wünschen uns ein Leben, in dem wir uns auch im Alter noch stark fühlen, beweglich bleiben, klar im Kopf sind und Freude an unserem Körper haben. Gesund alt werden bedeutet nicht, alles zu kontrollieren oder perfekt zu leben, sondern den eigenen Körper so zu unterstützen, dass er uns möglichst lange tragen kann.

Mein eigenes Leben wurde mir mehr als einmal neu geschenkt. Diese Erfahrung verändert den Blick auf Zeit, Gesundheit und Prioritäten. Wenn man erlebt, wie fragil alles sein kann, verliert Gesundheit ihren abstrakten Wert und wird sehr konkret. Ich möchte meine Lebensjahre nicht einfach nur zählen. Ich möchte sie bewusst wahrnehmen. Ein erfülltes Leben leben. Mit Energie. Mit Kraft. Mit Lebenslust. Und ich weiß, dass viele von uns genau das auch wollen: Nicht einfach nur alt werden, sondern vor allem gut alt werden.

Gesundes Altern beginnt nicht irgendwann später. Es beginnt jetzt. In unserem Alltag. In dem, was wir essen, wie wir schlafen, wie wir uns bewegen und wie wir mit Stress umgehen. Der Körper merkt sich alles. Er reagiert auf das, was wir ihm regelmäßig geben, und genau darin liegt unsere größte Möglichkeit, langfristig etwas zu verändern. Longevity bedeutet also, in langen Zeiträumen zu denken. Weg von kurzfristigen Lösungen, schnellen Diäten oder radikalen Maßnahmen. Hin zu nachhaltigen Entscheidungen, die sich über Jahre hinweg positiv auswirken. Was wir heute tun, formt unser Morgen. Jede nährende Mahlzeit, jede Bewegungseinheit, jede bewusste Pause ist eine Investition in das zukünftige Ich.

Ich habe gelernt, Gesundheit nicht mehr aufzuschieben. Nicht zu warten, bis etwas fehlt, schmerzt oder nicht mehr funktioniert. Longevity ist Prävention. Es ist Selbstverantwortung. Und es ist ein Ausdruck von Wertschätzung dem eigenen Körper gegenüber.

Ein oft unterschätzter, aber entscheidender Faktor für langfristige Vitalität ist der Erhalt von Muskulatur und körperlicher Funktion. Das ist der Grund, warum Sport und Bewegung heute zu meinem Alltag gehören. Mit zunehmendem Alter verlieren wir ohne gezielte Reize kontinuierlich Muskelmasse. Dieser Prozess beginnt früher, als viele denken, und beeinflusst nicht nur Kraft und Beweglichkeit, sondern auch Stoffwechsel, Blutzuckerregulation und Knochengesundheit. Regelmäßige Bewegung, insbesondere Krafttraining, ist daher eine der wirksamsten Strategien für gesundes Altern. Muskeln sind kein reines Schönheitsmerkmal, sie sind ein zentrales Stoffwechselorgan und spielen eine entscheidende Rolle dabei, wie stabil und leistungsfähig wir über Jahre hinweg bleiben.

Ebenso wichtig für ein langes, gesundes Leben sind Schlaf und Stressregulation. Chronischer Stress und dauerhaft schlechter Schlaf fördern Entzündungen, beschleunigen Alterungsprozesse und wirken sich negativ auf Hormonhaushalt, Immunsystem und Regeneration aus. Longevity bedeutet deshalb auch, dem Nervensystem regelmäßig Sicherheit und Erholung zu geben. Rituale, Entspannung, bewusste Pausen und ausreichend Schlaf sind kein Luxus, sondern essenzielle Bausteine für Gesundheit über Jahrzehnte hinweg.

> ”
> *Ein Körper, der nie zur Ruhe kommt, kann sich nicht erneuern.*

Eine zentrale Rolle im Longevity Mode spielt auch die Ernährung, allen voran die Mikro- und Makronährstoffe. Sie sind die Grundlage aller körperlichen Prozesse. Ohne sie kann keine Zelle arbeiten, kein Gewebe stabil bleiben, kein System langfristig gesund funktionieren. Makronährstoffe liefern Energie und Struktur, Mikronährstoffe steuern, schützen und regulieren. Vor allem gesunde Fettsäuren spielen dabei eine zentrale Rolle. Doch viele Menschen haben immer noch Angst vor Fett. Über Jahre wurde es pauschal als ungesund dargestellt, dabei ist Fett nicht per se schlecht. Entscheidend ist die Qualität. Unser Körper braucht Fette, um Hormone zu bilden, Zellmembranen stabil zu halten, fettlösliche Vitamine aufzunehmen und Entzündungsprozesse zu regulieren.

Gesund alt werden ist damit immer das Zusammenspiel aus Ernährung, Bewegung, Regeneration und mentaler Balance. Erst wenn all diese Bereiche berücksichtigt werden, entsteht ein Lebensstil, der nicht nur Jahre verlängert, sondern Lebensqualität erhält. Ein gutes, langes Leben entsteht, wenn wir beginnen, unseren Körper als Partner zu sehen. Ihn zu versorgen, statt auszubeuten. Ihn zu stärken, statt nur zu reparieren. Und ihm die Bausteine zu geben, die er braucht, um uns möglichst lange durch dieses Leben zu tragen. Im Longevity-Modus zu sein ist keine Einschränkung. Es ist eine Entscheidung. Für mehr gesunde Lebensjahre.

DIE TOP 5 DER LONGEVITY-NÄHRSTOFFE

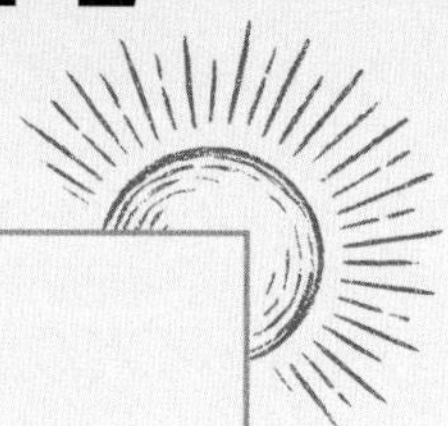

HOCHWERTIGE FETTE

Hochwertige Fette, insbesondere Omega-3-Fettsäuren, sind ein zentraler Bestandteil von Longevity und unverzichtbar, um gesund zu altern. Sie wirken entzündungshemmend, schützen das Herz-Kreislauf-System, fördern die Gehirnfunktion und spielen eine wichtige Rolle für Haut, Gelenke und Darm. Chronische Entzündungen gelten als einer der Hauptreiber von Alterungsprozessen, und genau hier können Omega-3-Fettsäuren positiv wirken.

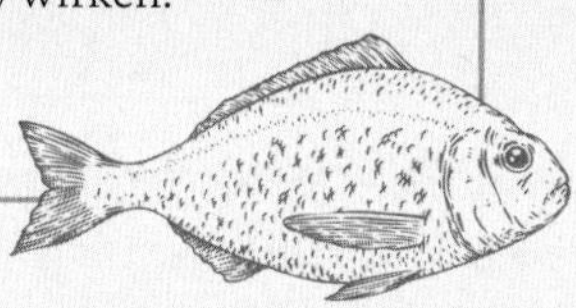

VITAMIN D

Vitamin D ist ein weiterer Schlüsselnährstoff für gesundes Altern. Es beeinflusst das Immunsystem, die Knochengesundheit, die Muskelkraft und die hormonelle Balance. Ein Mangel ist weit verbreitet, besonders in sonnenarmen Monaten. Vitamin D wird hauptsächlich über Sonnenlicht gebildet, kommt aber auch in Lebensmitteln wie fettem Fisch, Eigelb und Leber vor. Eine gute Versorgung trägt wesentlich dazu bei, die Knochen stabil zu halten und das Immunsystem zu stärken.

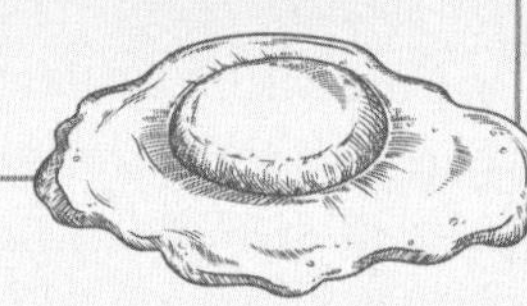

ANTIOXIDANTIEN UND POLYPHENOLE

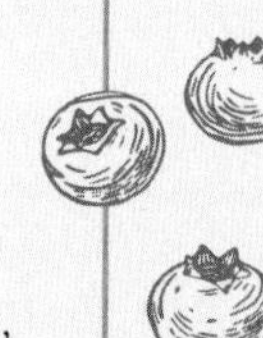

Antioxidantien und Polyphenole schützen unsere Zellen vor oxidativem Stress. Freie Radikale entstehen durch Umweltbelastungen, Entzündungen, Stress und Stoffwechselprozesse und beschleunigen Alterung. Antioxidantien neutralisieren diese freien Radikale, Polyphenole wirken zusätzlich entzündungshemmend und gefäßschützend. Besonders reich an diesen Stoffen sind Beeren, grünes Blattgemüse, Kräuter, Olivenöl, Kakao, grüner Tee, Trauben, Granatapfel und viele bunte pflanzliche Lebensmittel. Eine vielfältige, farbenreiche Ernährung ist daher nicht nur fürs Auge schön, sondern ein wichtiger Baustein für Longevity.

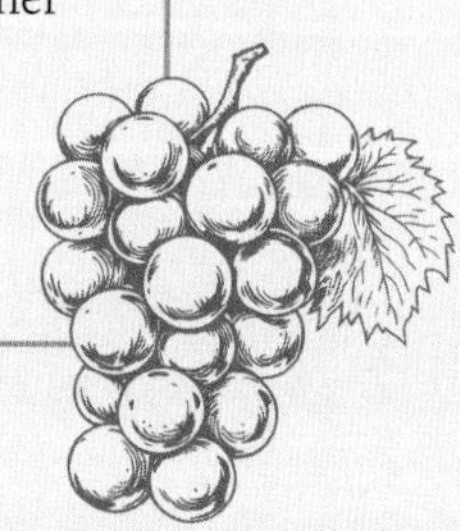

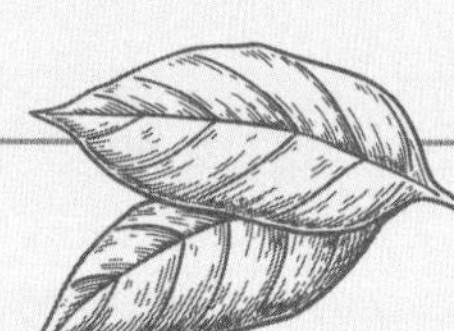

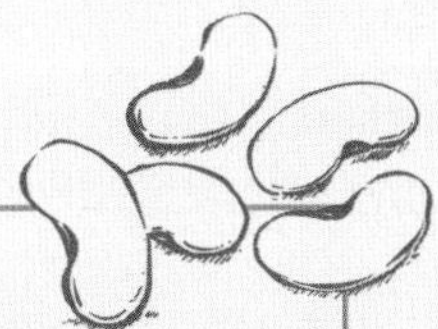

L-TRYPTOPHAN

Auch die mentale Gesundheit gehört zu einem langen, gesunden Leben. Hier spielt L-Tryptophan eine wichtige Rolle. Es ist eine Aminosäure und eine Vorstufe von Serotonin, das unsere Stimmung, unseren Schlaf und unsere innere Balance beeinflusst. Eine gute Versorgung kann sich positiv auf Stressresistenz, Schlafqualität und emotionales Wohlbefinden auswirken. L-Tryptophan findet sich unter anderem in Haferflocken, Nüssen, Samen, Hülsenfrüchten, Eiern, Käse und Kakao.

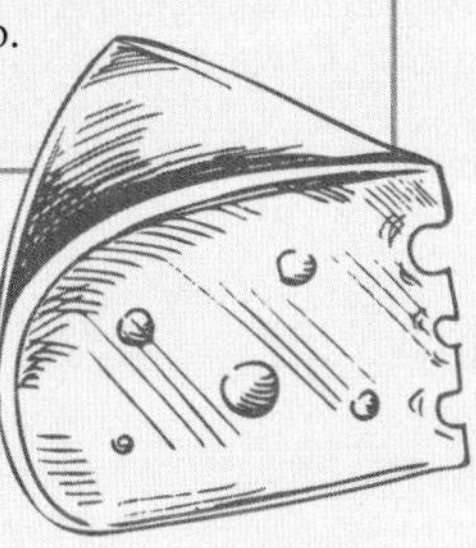

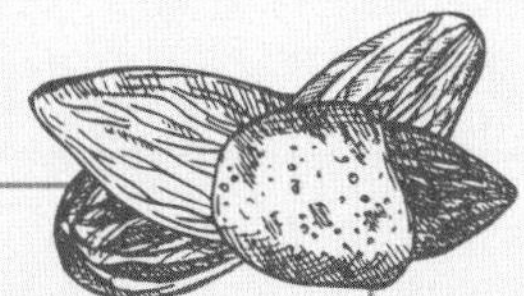

MAGNESIUM

Magnesium ist an Hunderten enzymatischen Prozessen beteiligt und spielt eine zentrale Rolle für Muskeln, Nerven, Energiestoffwechsel und Stressregulation. Ein Mangel kann sich in Erschöpfung, Muskelkrämpfen, Schlafproblemen und innerer Unruhe äußern. Gute Magnesiumquellen sind Nüsse, Samen, Vollkornprodukte, Hülsenfrüchte, grünes Blattgemüse und Kakao.

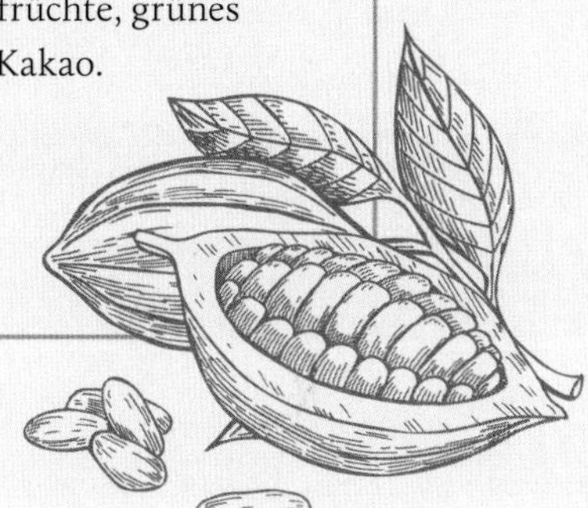

ROTE-BETE-CARPACCIO

MIT RUCOLA

FÜR 2 PERSONEN
30 MINUTEN
VEGAN, GLUTENFREI, LAKTOSEFREI

- 200 g Rote Bete
- 3 EL Obstessig (z. B. Apfelessig)
- 1 EL Ahornsirup
- 4–5 EL Walnussöl
- Salz
- Pfeffer aus der Mühle
- 3 EL Walnusskerne
- 30 g Rucola
- 40 g Himbeeren

Die Rote Bete schälen, sehr dünn hobeln und auf flachen Tellern überlappend auslegen. Essig, Ahornsirup und Öl verrühren und mit Salz und Pfeffer würzen. Einen Großteil des Dressings über die Rote Bete träufeln und diese 15 Minuten ziehen lassen.

Inzwischen die Walnusskerne grob hacken und in einer Pfanne ohne Fett goldbraun anrösten. Den Rucola verlesen, waschen, trocken schütteln und grobe Stiele entfernen. Die Himbeeren verlesen, waschen, trocken tupfen und grob zerteilen.

Rucola, Himbeeren und Walnusskerne auf den Rote-Bete-Scheiben verteilen und alles mit dem restlichen Dressing beträufeln.

TIPP Betanin sorgt nicht nur für die typische leuchtende Farbe der Roten Bete, es stärkt auch die Leber. Folsäure und Eisen aus den Knollen helfen zudem beim Zellenaufbau.

PRO PORTION: CA. 336 KCAL, 1407 KJ, 4 G E, 29 G F, 11 G KH

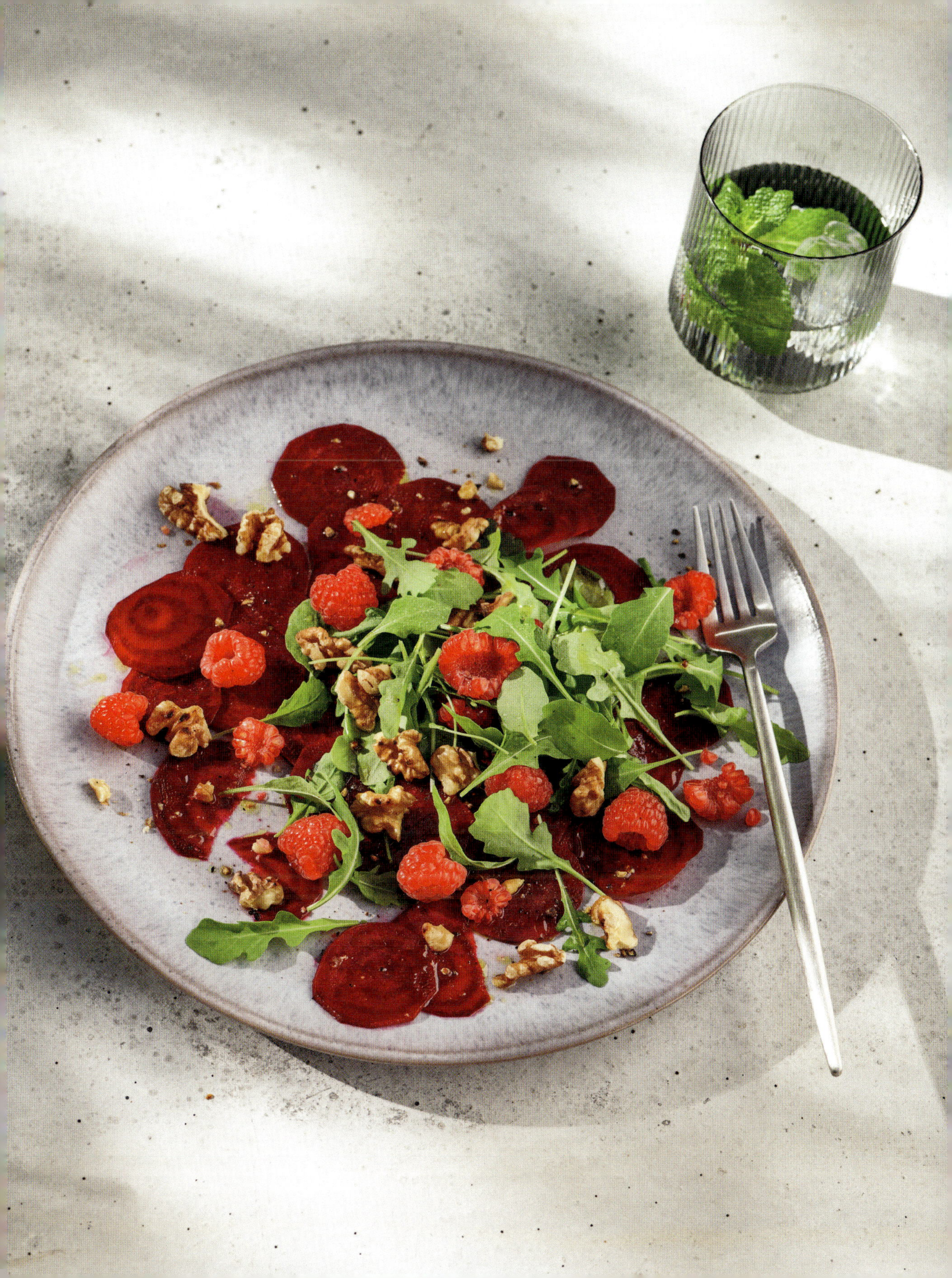

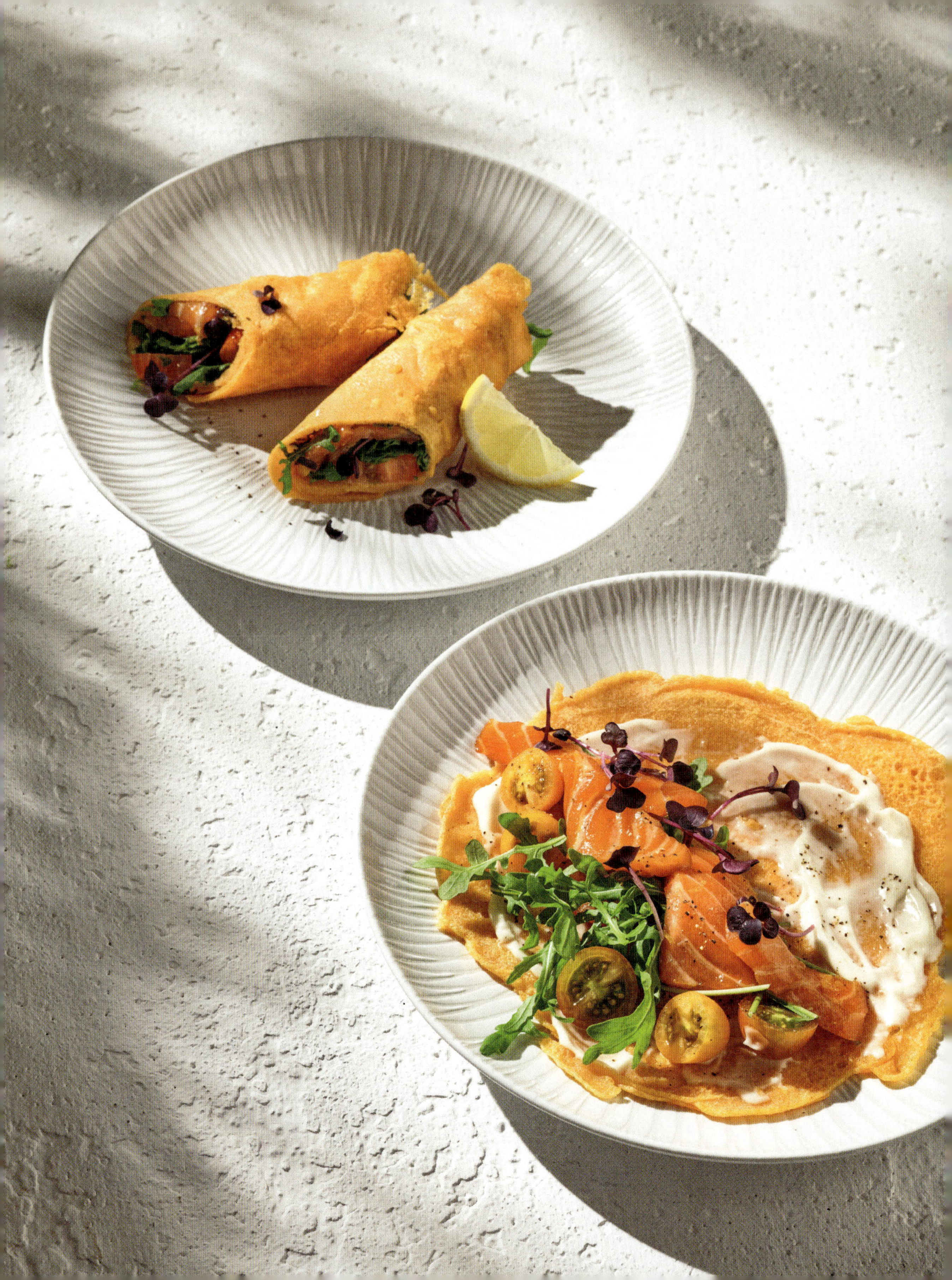

LINSENWRAPS

MIT LACHS UND RUCOLA

FÜR 2 PERSONEN
40 MINUTEN + MIND. 4 STUNDEN QUELLZEIT
GLUTENFREI, LAKTOSEFREI

100 g rote Linsen
50 g Rucola
2 Stiele rotes Basilikum (ersatzweise ½ Kästchen rote Shiso-Kresse)
100 g bunte Cocktailtomaten
1 Bio-Zitrone
120 g Sushi-Lachs
1 TL Sojasauce
Salz
1 EL Rapsöl
4 gestr. EL vegane Mayonnaise
Pfeffer aus der Mühle

Die Linsen waschen, in einem Sieb abspülen und abtropfen lassen. Mit 220 ml kaltem Wasser bedecken und 4 Stunden quellen lassen.

Den Rucola verlesen, waschen, trocken schütteln und grobe Stiele entfernen. Das Basilikum waschen, trocken tupfen und die Blätter abzupfen. Die Tomaten waschen und halbieren. Die Zitrone heiß waschen, trocken reiben und ein Viertel der Schale abreiben. Den Lachs mit Küchenpapier abtupfen, in lange, dünne Streifen schneiden und mit Zitronenschale und Sojasauce marinieren.

Die Linsen mit dem Einweichwasser im Standmixer glatt pürieren und etwa ½ TL Salz unterrühren. Falls der Teig zu dick ist, noch 1 bis 2 EL Wasser hinzufügen. Eine beschichtete Pfanne (etwa 24 cm Durchmesser) dünn mit Öl ausstreichen und erhitzen. Ein Viertel des Teiges einfüllen, glatt verstreichen und den Wrap von beiden Seiten bei mittlerer Hitze hellbraun backen. Aus dem restlichen Teig drei weitere Wraps backen.

Auf jedem Wrap Mayonnaise verstreichen. Die Wraps mit etwas Rucola, Lachs, Tomaten und Basilikum belegen und mit Pfeffer bestreuen. Von drei Seiten einklappen und zur offenen Seite mit etwas Druck aufrollen.

TIPP Neben den scharfen Senfölen enthält Rucola auch viel Vitamin C und Vitamin K – wichtig für die Knochengesundheit!

PRO PORTION: CA. 418 KCAL, 1747 KJ, 25 G E, 22 G F, 24 G KH

KALE CHIPS

FÜR 2 PERSONEN
30 MINUTEN
VEGAN, GLUTENFREI, LAKTOSEFREI

100 g junger Grünkohl
4 EL Olivenöl
1 EL Leinsamenschrot
1 gestr. TL Currypulver
Salz

Den Backofen auf 140 °C Umluft vorheizen und ein Backblech mit Backpapier auslegen. Den Grünkohl waschen und trocken schleudern. Das Grün von den Blattrippen und in mundgerechte Stücke zupfen. Auf zwei Schüsseln verteilen und mit jeweils 2 EL Olivenöl beträufeln.

In eine der Schüsseln den Leinsamenschrot, in die andere das Currypulver geben und alles gut vermischen. Beide Sorten getrennt voneinander auf dem Backblech verteilen. Den Grünkohl im Ofen auf der mittleren Schiene etwa 20 Minuten backen. Die Chips auskühlen lassen und mit etwas Salz bestreuen.

TIPP Hier ist es wichtig, zarte Grünkohlblätter zu verwenden, da dicke Blattadern beim Rösten hart werden und nicht, wie beim Kochen, weicher.

PRO PORTION: CA. 225 KCAL, 944 KJ, 3 G E, 22 G F, 1 G KH

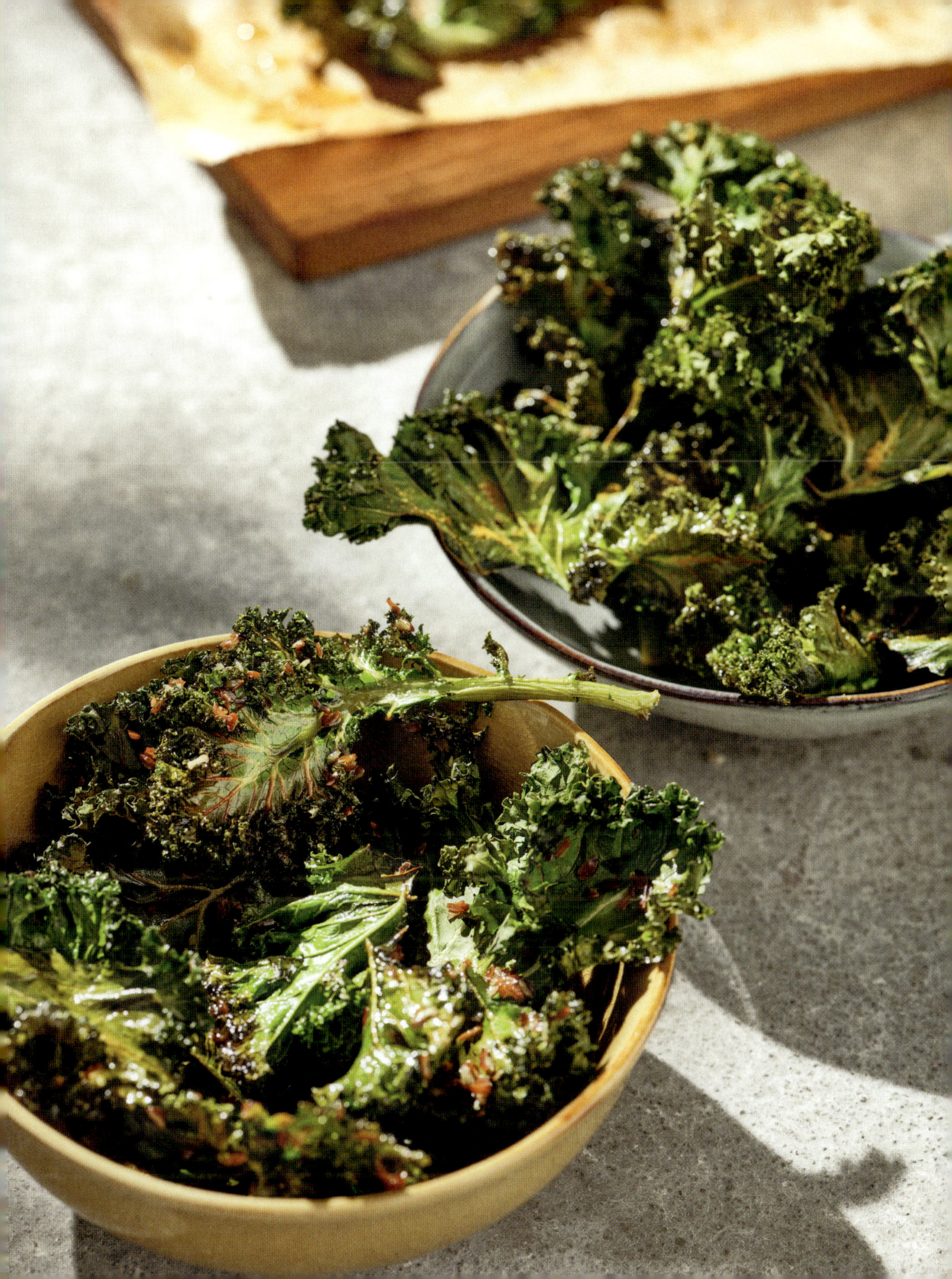

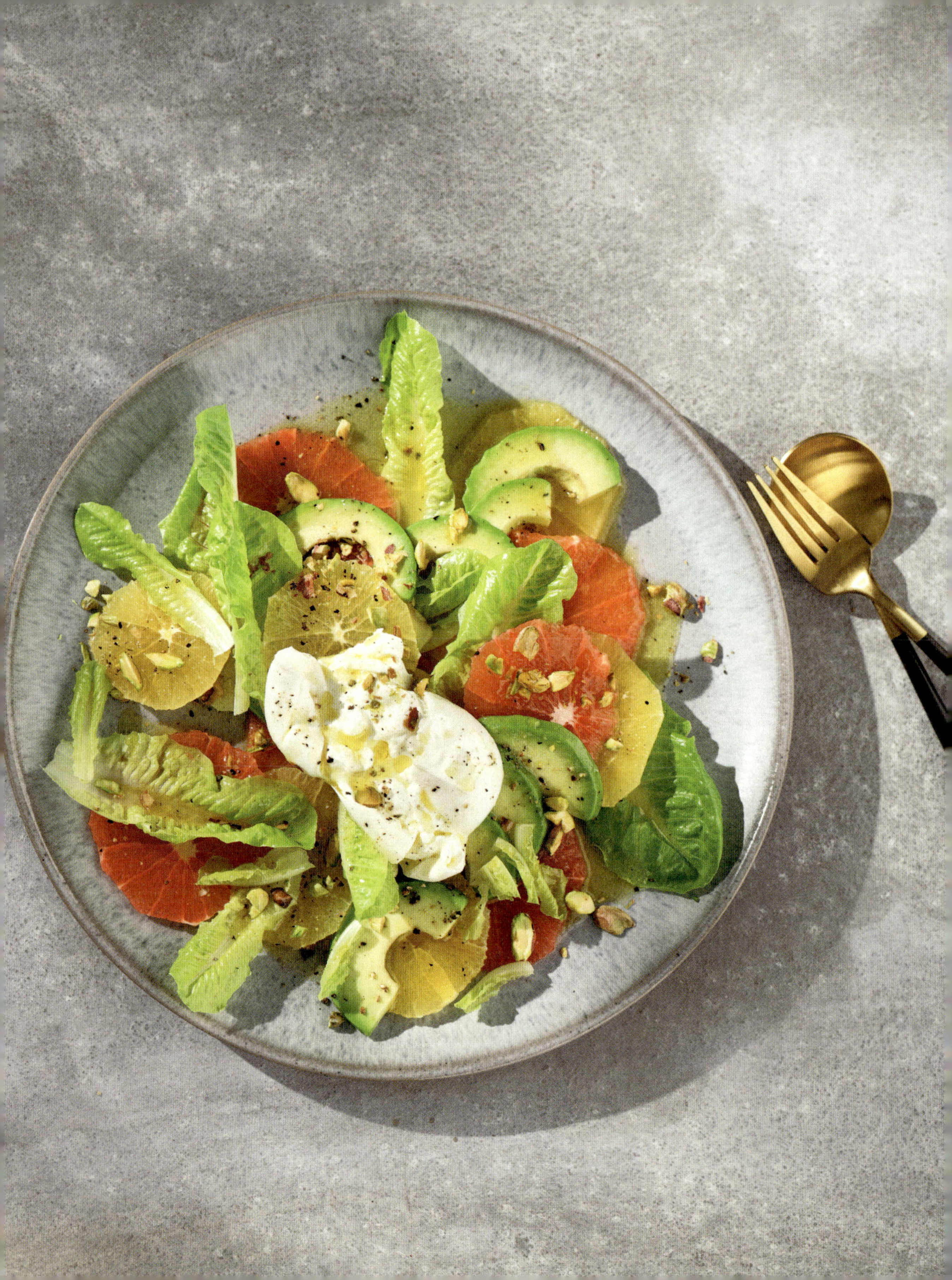

AVOCADO-ZITRUS-SALAT

MIT BURRATA

FÜR 2 PERSONEN
30 MINUTEN
VEGETARISCH, GLUTENFREI

75 g gesalzene, geröstete Pistazien
100 g Mini-Romanasalat
2 Orangen
1 Grapefruit
1 reife Avocado
150 g Burrata (mit Sud)
4 El Zitronensaft
4 EL Olivenöl
Salz
Pfeffer aus der Mühle

Die Pistazien schälen und grob hacken. Den Salat putzen, waschen, trocken schleudern und in breite Streifen schneiden. Orangen und Grapefruit so großzügig schälen, dass auch die weiße Haut mit entfernt wird. Die Früchte in dünne Scheiben schneiden, große Scheiben halbieren. Den austretenden Saft aufbewahren. Die Avocado halbieren und den Stein entfernen. Die Hälften schälen und das Fruchtfleisch in Scheiben schneiden.

Salat sowie Zitrus- und Avocadoscheiben vorsichtig miteinander vermengen und auf einer großen Platte anrichten. Die Burrata abtropfen lassen, dabei den Sud auffangen. Orangen-, Grapefruit- und Zitronensaft, 3 EL Burratasud und Olivenöl verrühren. Mit Salz und Pfeffer würzen.

Die Burrata in Stücke zupfen und auf dem Salat anrichten. Das Ganze mit dem Dressing beträufeln und mit den gehackten Pistazienkernen garnieren.

TIPP Bei einer Laktoseunverträglichkeit kann für dieses Rezept einfach laktosefreier Mozzarella statt Burrata verwendet werden.

PRO PORTION: CA. 830 KCAL, 3476 KJ, 13 G E, 70 G F, 26 G KH

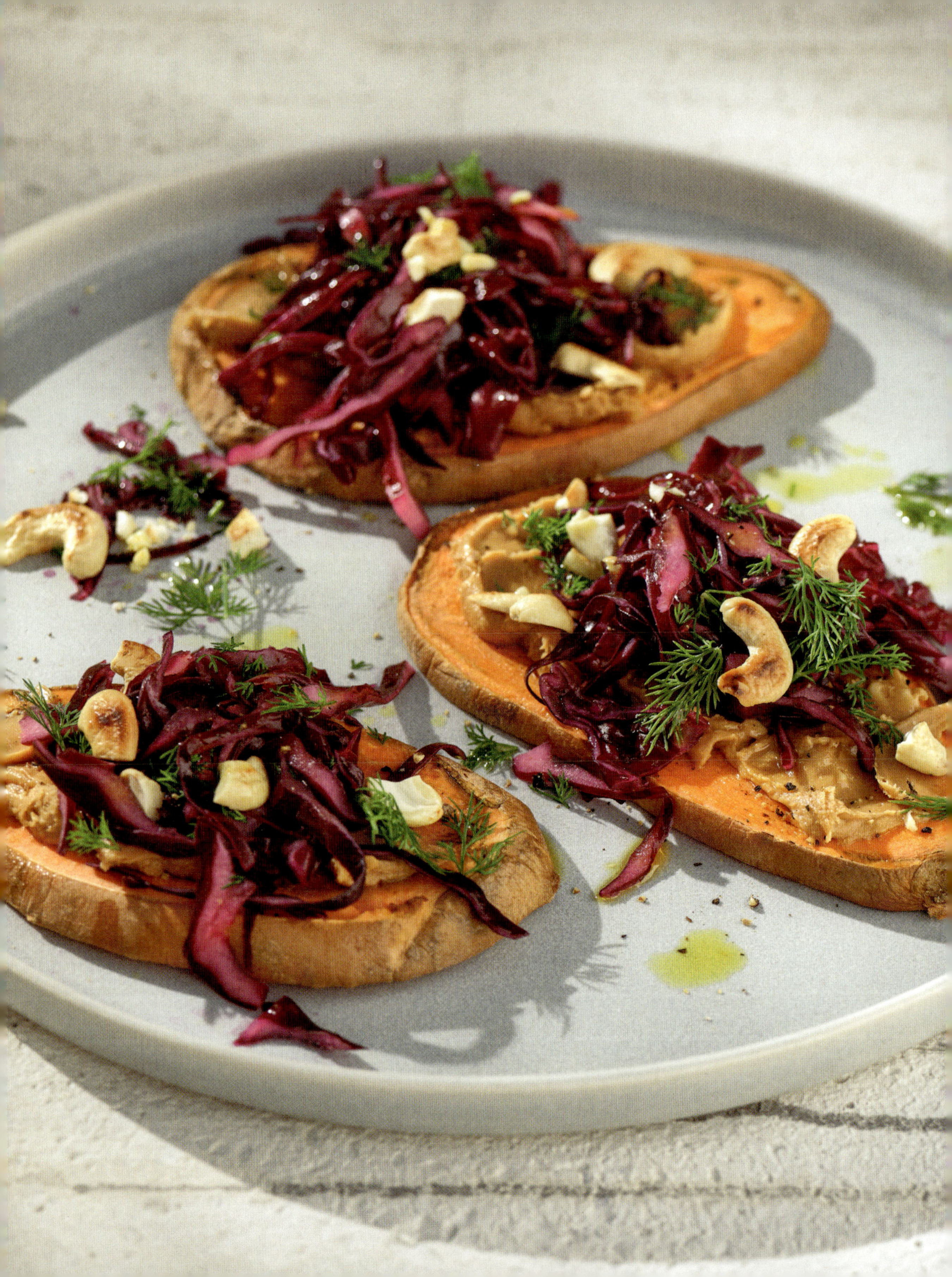

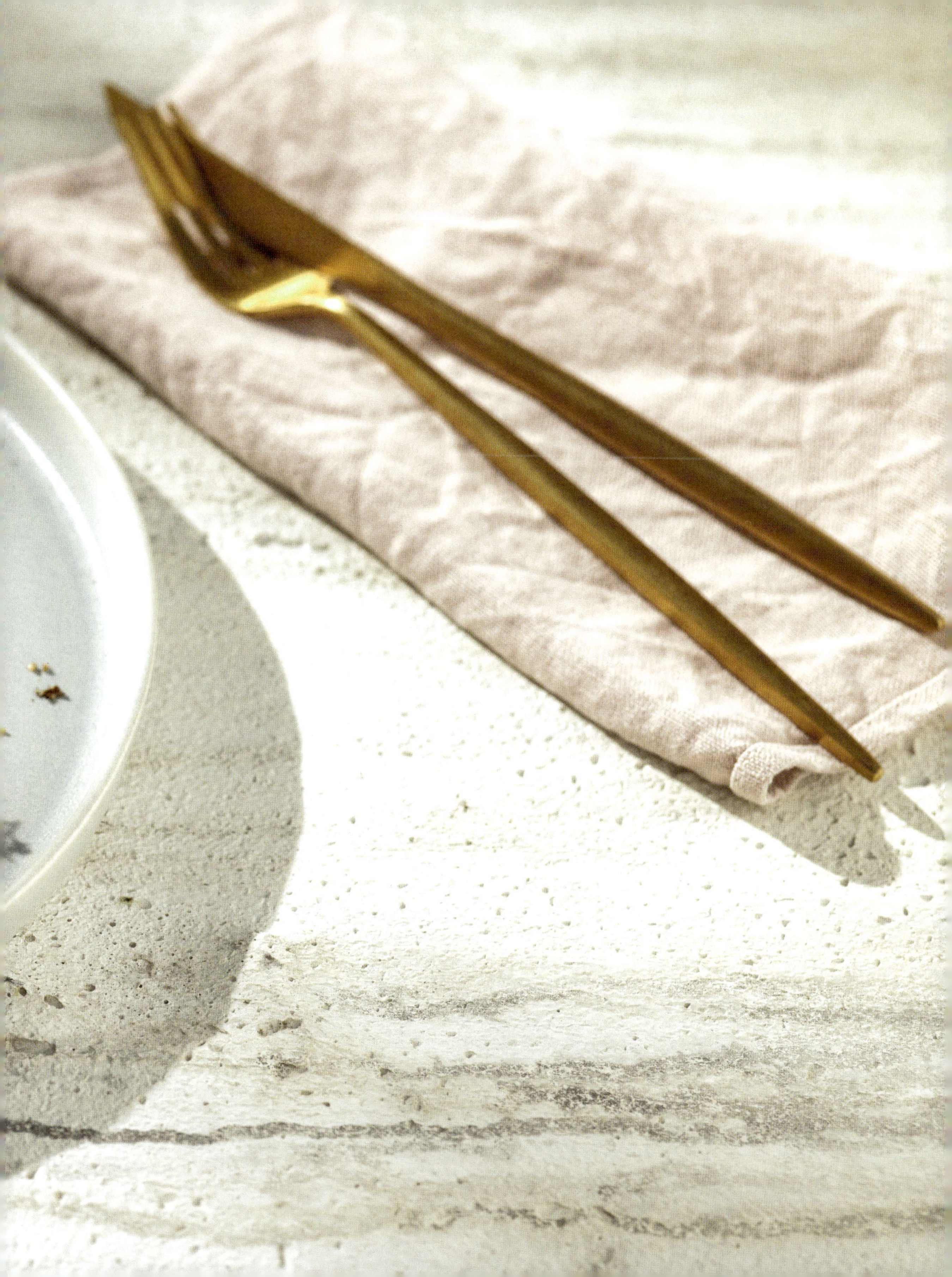

SÜSSKARTOFFEL-SCHEIBEN

MIT ROTKOHL

FÜR 2 PERSONEN
35 MINUTEN
VEGAN, GLUTENFREI, LAKTOSEFREI

- 1 kleiner Rotkohl (500 g)
- 4 EL Apfelessig
- 2 EL Rapsöl
- 1 TL Ahornsirup
- Salz
- Pfeffer aus der Mühle
- 5 EL Cashewkerne
- 500 g Süßkartoffeln
- 60 g Erdnussmus (crunchy)
- 1 EL grob gehackter Dill zum Garnieren

Vom Rotkohl die äußeren Blätter entfernen, den Kohl vierteln und den harten Strunk entfernen. Den Kohl in feine Streifen schneiden, in eine Schüssel geben, mit Essig, Öl, Ahornsirup, Salz und Pfeffer würzen und verkneten. Die Cashewkerne in einer Pfanne ohne Fett goldbraun anrösten.

Die Süßkartoffeln putzen, waschen und der Länge nach in etwa 1 cm dicke Scheiben schneiden. Mehrmals im Toaster rösten, bis sie außen knusprig und innen weich sind. Alternativ auf einem Backblech verteilt im Backofen bei 180 °C Ober-/Unterhitze etwa 15 Minuten backen.

Die getoasteten Süßkartoffelscheiben mit dem Erdnussmus bestreichen und auf Teller verteilen. Den Rotkohlsalat darauf anrichten und alles mit Dill und Cashewkernen garnieren.

TIPP Noch etwas cremiger wird das Ganze, wenn Sie zusätzlich 100 g Frischkäse-Alternative aus Cashewkernen auf dem Kohl verteilen.

PRO PORTION: CA. 770 KCAL, 3217 KJ, 23 G E, 38 G F, 80 G KH

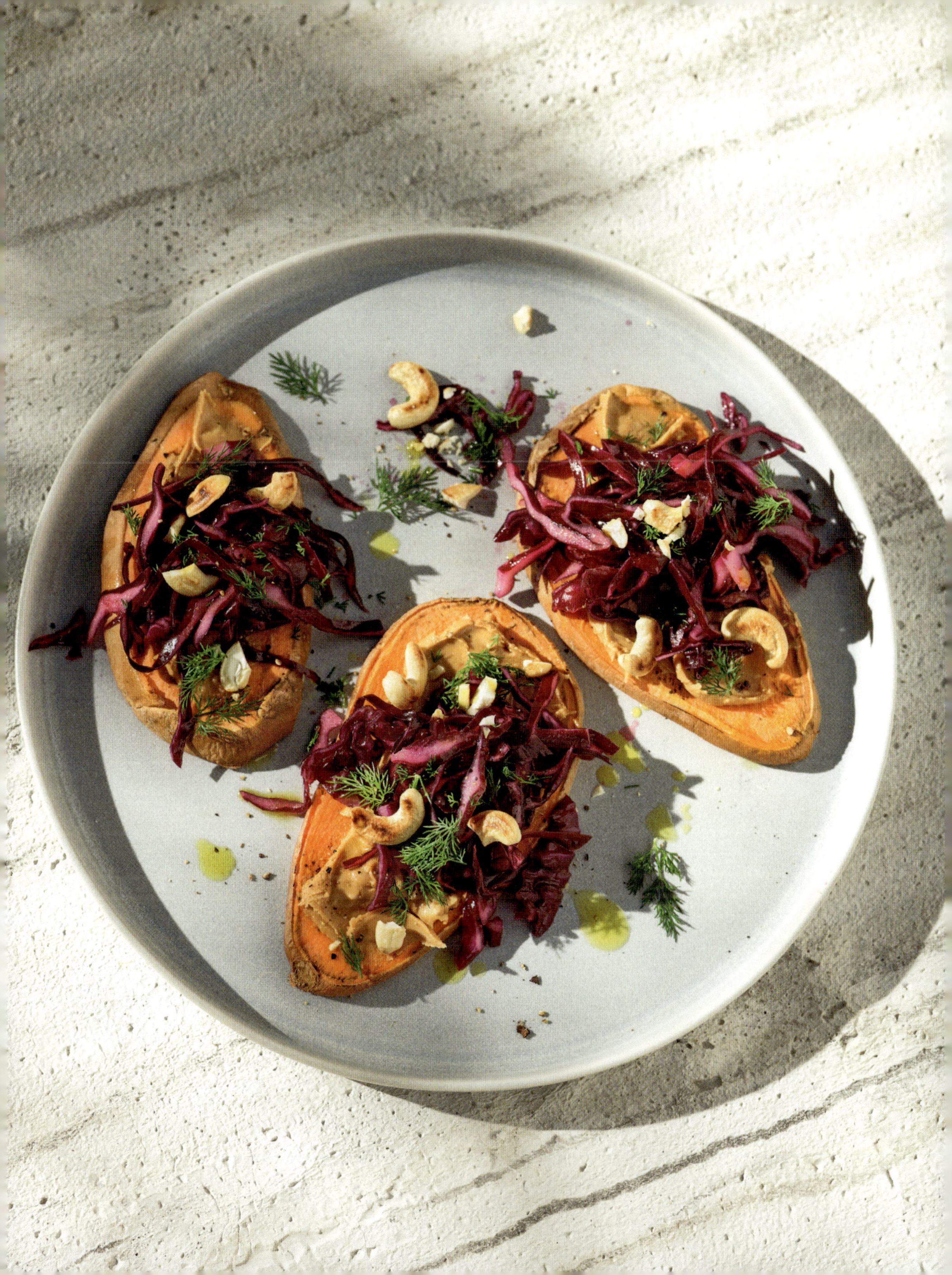

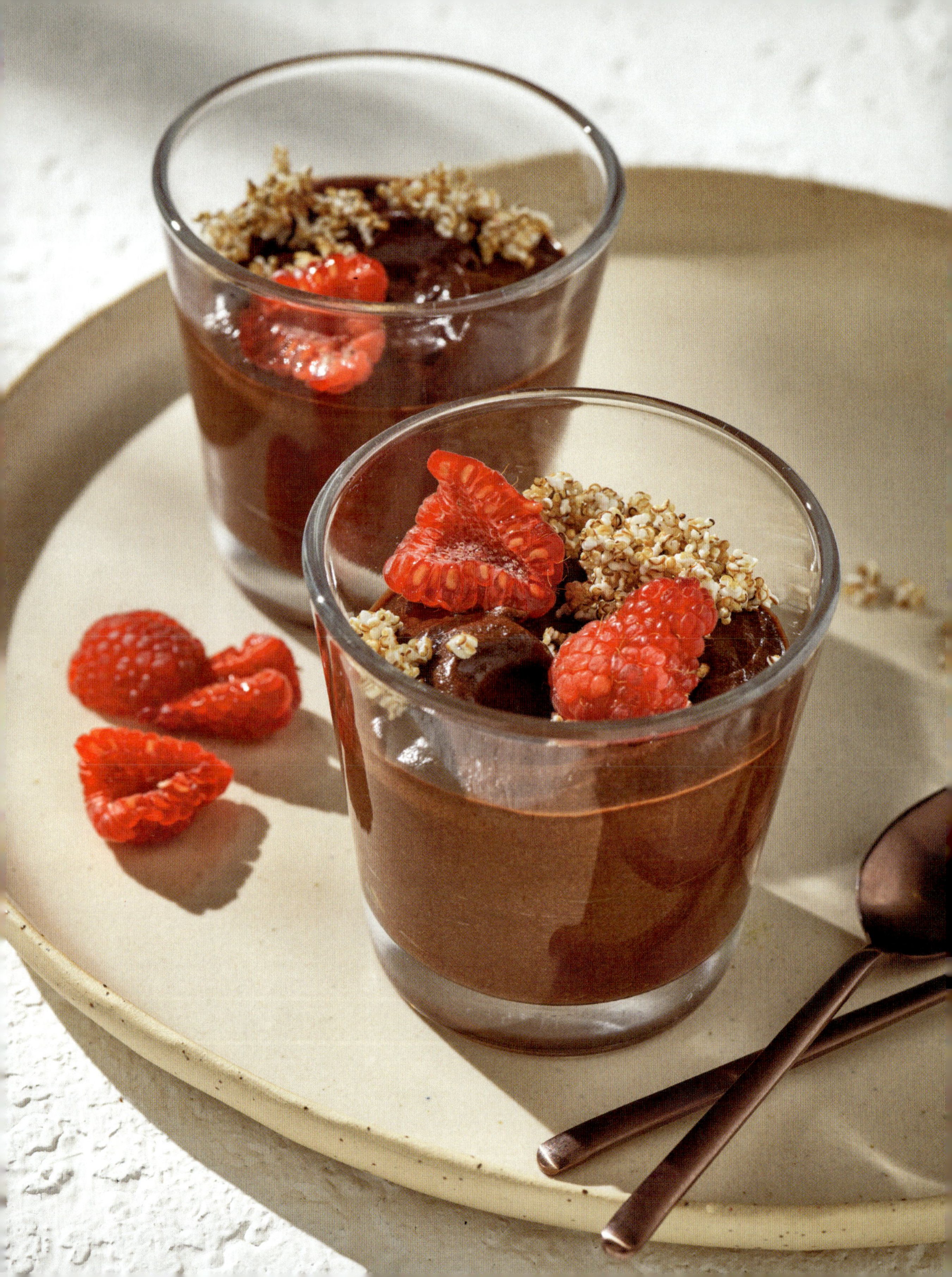

AVOCADO-SCHOKO-MOUSSE

MIT AMARANT-CRUNCH

FÜR 2 PERSONEN
20 MINUTEN + MIND. 1 STUNDE KÜHLZEIT
VEGETARISCH, GLUTENFREI

Für die Mousse:
1 reife Avocado (230 g)
2 EL Kakaopulver
2 EL Mandeldrink (ungesüßt)
3 EL Ahornsirup
geriebene Tonkabohne
100 g Sahne
½ Pck. Sahnefestiger

Für den Crunch:
1 EL Ahornsirup
15 g gepuffter Amarant

Zum Garnieren:
frische Himbeeren

Für die Mousse die Avocado halbieren und den Stein entfernen. Die Hälften schälen und das Fruchtfleisch zusammen mit Kakao, Mandeldrink und Ahornsirup mit dem Stabmixer in einem hohen Rührbecher fein pürieren. Mit 1 Prise Tonkabohne abschmecken.

Die Sahne aufschlagen, dabei nach und nach den Sahnefestiger einstreuen. Das Avocadopüree unter die Sahne heben. Die Mousse auf Gläser verteilen und zugedeckt für mindestens 1 Stunde in den Kühlschrank stellen.

Inzwischen für den Crunch den Ahornsirup in einem kleinen Topf aufkochen, den Amarant sofort unterheben, die Masse auf Backpapier verstreichen und erkalten lassen. Die Himbeeren waschen, trocken tupfen und halbieren. Die Mousse mit dem Crunch und den Himbeeren garnieren.

TIPP Das Obst lässt sich nach Jahreszeit variieren: Orangenfilets oder Kumquats passen ebenso gut dazu wie Pfirsiche oder Nektarinen. Statt Ahornsirup kann auch Yaconsirup verwendet werden. Yaconsirup liefert natürliche Süße bei geringerer Blutzuckerwirkung, da er reich an präbiotischen Ballaststoffen ist und den Blutzuckerspiegel langsamer ansteigen lässt.

PRO PORTION: CA. 498 KCAL, 2084 KJ, 6 G E, 41 G F, 22 G KH

KURKUMA-INGWER-SHOT

ERGIBT CA. 350 ML
15 MINUTEN
VEGAN, GLUTENFREI, LAKTOSEFREI

15 g Kurkumawurzel
40 g Ingwer
1 Bio-Limette
1 EL Ahornsirup

Kurkuma und Ingwer putzen, waschen und klein schneiden. Die Limette heiß waschen, trocken reiben und in dünne Scheiben schneiden.

Alle Zutaten in einem Topf mit 300 ml Wasser aufkochen. Anschließend zugedeckt bei schwacher Hitze etwa 10 Minuten ziehen lassen.

Die Flüssigkeit durch ein feines Sieb gießen und abkühlen lassen. Der Shot hält sich 3 Tage im Kühlschrank oder lässt sich auch sehr gut in Eiswürfelformen einfrieren.

TIPP Ingwer wirkt vorbeugend gegen Reiseübelkeit, stärkt das Immunsystem und lindert bei Arthrose die begleitenden Gelenkschmerzen.

PRO SHOT (CA. 50 ML): CA. 9 KCAL, 38 KJ, 0 G E, 0 G F, 2 G KH

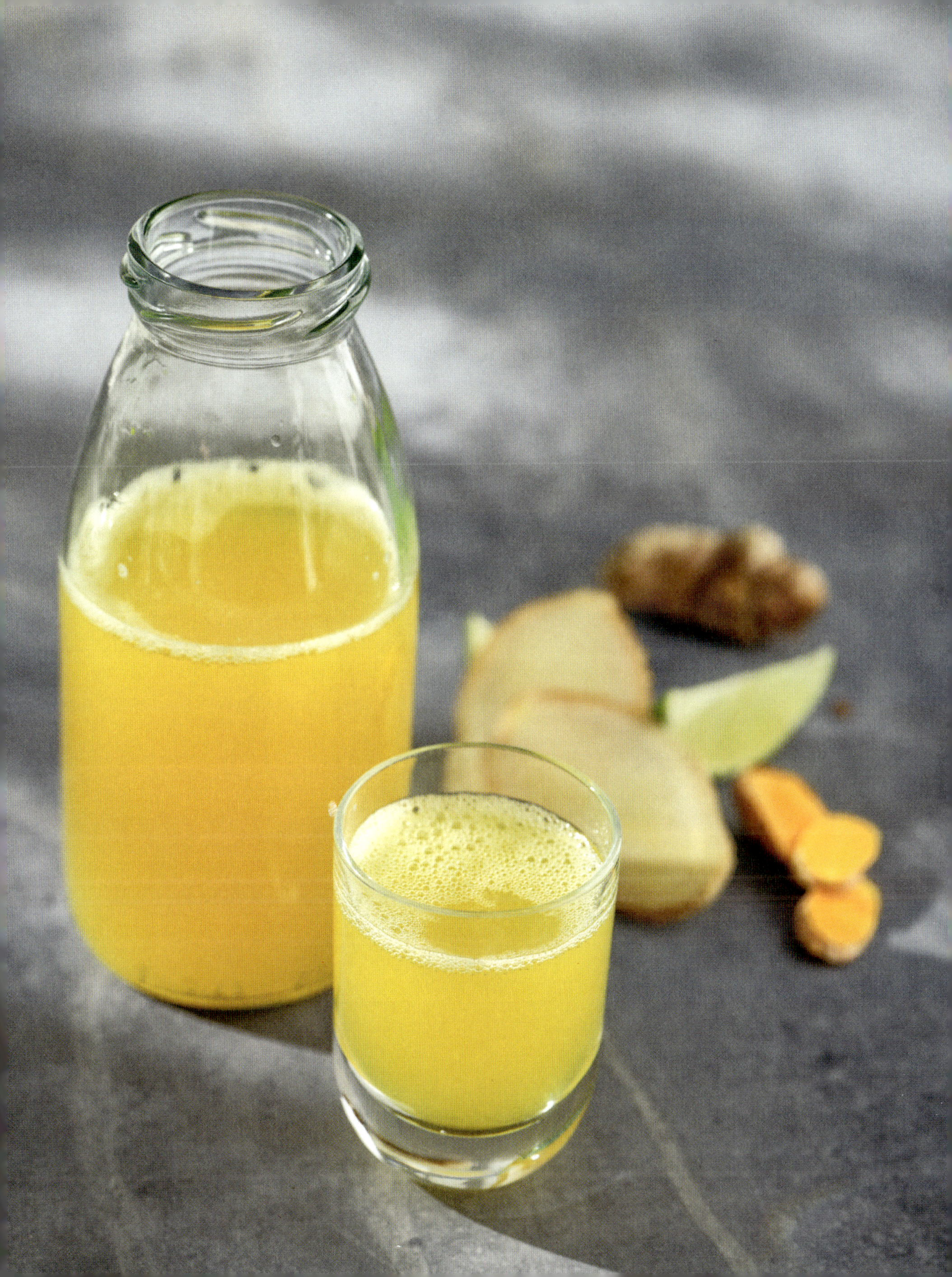

4

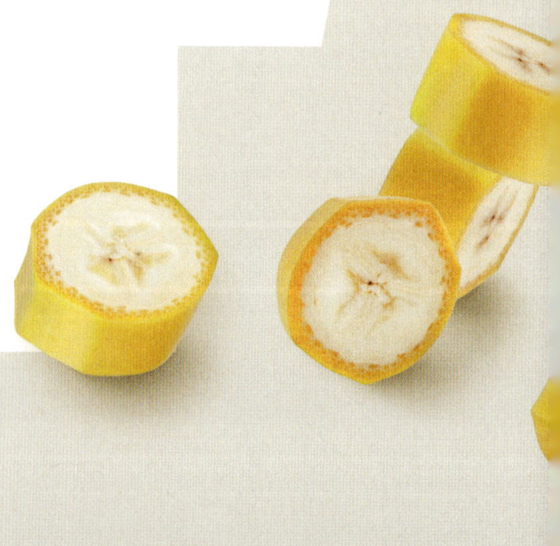

KAPITEL 4

ANTI-INFLAMMATORY

Stille Entzündungen
im Körper heilen

ANTI-INFLAMMATORY

Entzündungen gehören zum Leben. Sie sind ein wichtiger Teil des Immunsystems und dienen unserem Schutz. Immer dann, wenn der Körper auf Verletzungen, Infektionen oder Reizungen reagiert, läuft eine Entzündungsreaktion ab. Normalerweise ist dieser Prozess zeitlich begrenzt. Die Entzündung heilt ab, sobald die Ursache beseitigt ist. Problematisch wird es, wenn Entzündungen nicht mehr vollständig abklingen. Dann spricht man von chronischen oder stillen Entzündungen. Sie verlaufen oft ohne klassische Entzündungszeichen wie Fieber oder starke Schmerzen und bleiben deshalb lange unentdeckt. Dennoch belasten sie den Körper dauerhaft und können zahlreiche Abläufe aus dem Gleichgewicht bringen.

Stille Entzündungen beeinflussen den Stoffwechsel, das Immunsystem, die Hormonbalance und besonders den Darm. Viele Menschen leben jahrelang mit einem entzündlichen Milieu im Körper, ohne die Ursache für ihre Beschwerden zu erkennen. Typische Anzeichen können sehr unterschiedlich sein: anhaltende Müdigkeit, Gelenk und Muskelschmerzen, Steifheit am Morgen, Verdauungsprobleme, Blähungen, Hautveränderungen, Kopfschmerzen, Konzentrationsschwierigkeiten oder eine erhöhte Infektanfälligkeit. Auch rheumatische Beschwerden, Autoimmunkrankheiten oder chronische Darmerkrankungen stehen häufig in engem Zusammenhang mit stillen Entzündungen.

> ”
> *Stille Entzündungen wirken im Hintergrund.*

Ein zentraler Ort der entzündlichen Prozesse ist der Darm. Etwa siebzig Prozent unseres Immunsystems befinden sich dort. Die Darmschleimhaut bildet eine Schutzbarriere, die entscheidet, was in den Körper gelangen darf und was draußen bleibt. Wird diese Barriere durch Stress, falsche Ernährung, Medikamente oder dauerhafte Belastung geschwächt, können Entzündungsreaktionen begünstigt werden.

Entzündungen sind dabei kein isoliertes Problem eines Organs. Sie betreffen den gesamten Körper. Gelenke, Haut, Gefäße, Nerven und innere Organe reagieren auf ein dauerhaft entzündliches Umfeld. Der Körper bleibt in einem Zustand ständiger Alarmbereitschaft. Heilung wird erschwert, Regeneration verlangsamt sich, Ressourcen werden dauerhaft verbraucht.

Chronischer Stress ist einer der stärksten, aber oft unterschätzten Entzündungstreiber. Ein dauerhaft aktives Stresssystem hält den Körper in Alarm. Stresshormone wie Cortisol beeinflussen das Immunsystem, die Darmbarriere und den Blutzucker. Kurzfristig ist diese Reaktion sinnvoll. Langfristig wirkt sie entzündungsfördernd.

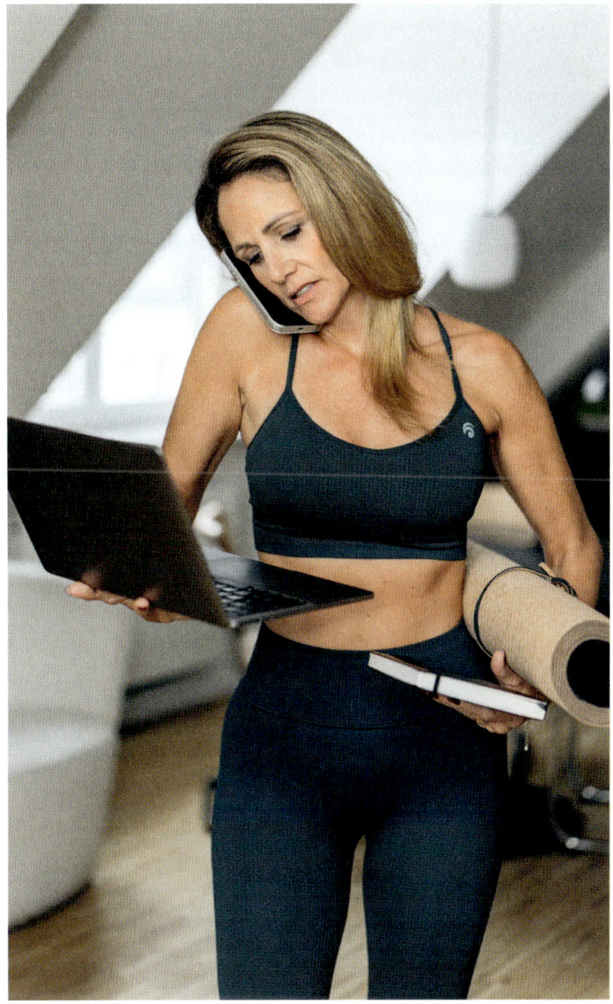

Auch Schlafmangel spielt eine zentrale Rolle. Während des Schlafs laufen Reparaturprozesse ab, Entzündungsbotenstoffe werden reguliert, das Immunsystem balanciert sich neu aus. Fehlt diese Regeneration über längere Zeit, kann sich ein entzündliches Milieu verfestigen.

Bewegung wirkt grundsätzlich entzündungshemmend, doch auch hier gilt das Maß. Bewegungsmangel kann Entzündungen fördern, ebenso wie dauerhaftes Übertraining ohne ausreichende Erholung. Der Körper braucht Reize, aber er braucht vor allem Pausen, um auf diese Reize reagieren zu können. Ein entzündungsarmer Lebensstil bedeutet daher nicht Perfektion, sondern Balance. Er bedeutet, dem Körper regelmäßig Sicherheit zu geben, statt ihn ständig weiter zu fordern.

Ein besonders wichtiger, oft übersehener Zusammenhang besteht zwischen Entzündungen und Körpergewicht. Chronische Entzündungen können das Abnehmen deutlich erschweren oder sogar blockieren. Der Körper bleibt biochemisch in einem Zustand, der auf Schutz statt auf Loslassen ausgerichtet ist. Fettgewebe ist nicht nur ein Speicher. Es ist hormonell aktiv und kann selbst entzündungsfördernde Botenstoffe produzieren. Gleichzeitig fördert ein entzündliches Umfeld die Insulinresistenz, beeinflusst den Blutzucker und verändert den Energiestoffwechsel. Der Körper hält fest, weil er sich unter Stress und Entzündung unsicher fühlt.

Viele Menschen erleben genau hierdurch Frustration. Sie essen bewusst, bewegen sich regelmäßig und dennoch verändert sich das Gewicht kaum. In solchen Fällen liegt der Fokus oft zu sehr auf Reduktion und zu wenig auf Heilung. Erst wenn Entzündungen zurückgehen, kann der Stoffwechsel wieder flexibel reagieren. Auch meine eigene Erfahrung hat mir gezeigt, wie eng diese Prozesse miteinander verbunden sind. Gelenkschmerzen, Druckempfindlichkeit beim Händeschütteln, rheumatische Beschwerden und anhaltende Darmprobleme erschienen zunächst wie einzelne Themen. Rückblickend waren sie Ausdruck eines Körpers, der lange unter entzündlicher Dauerbelastung stand. Abnehmen oder Regeneration waren in diesem Zustand kaum möglich, solange die Ursache unbeachtet blieb.

Ein wichtiger Schlüssel zur Regulation liegt in der Ernährung. Bestimmte Nährstoffe wirken aktiv entzündungshemmend, andere können Entzündungen verstärken. Viele Menschen unterschätzen, wie stark sich der Körper durch kleine Veränderungen in der Küche regulieren kann. Gerade bei stillen Entzündungen zählt nicht die Perfektion, sondern die Summe der Entscheidungen: ein Frühstück, das den Blutzucker stabil hält; ein Mittagessen, das den Darm unterstützt; ein Abendessen, das Entlastung bringt. Antientzündliche Ernährung muss nicht kompliziert sein. Sie entsteht durch die bewusste Auswahl von Lebensmitteln, die dem Körper regelmäßig entzündungshemmende Nährstoffe liefern. Jede Mahlzeit ist eine Gelegenheit, Heilungsprozesse zu fördern.

Regeneration beginnt oft leise. In der Küche. Auf dem Teller. Und in der Entscheidung, dem eigenen Körper regelmäßig das zu geben, was er braucht. Entzündungen entstehen nicht über Nacht. Und genauso wenig verschwinden sie sofort. Zellregeneration, Darmsanierung und immunologische Balance brauchen Zeit und Wiederholung. Rückschritte sind dabei kein Zeichen des Scheiterns. Sie sind Teil eines biologischen Prozesses. Der Körper arbeitet in Zyklen, nicht linear. Jeder Schritt, der Entzündungen reduziert, schafft die Grundlage für Stabilität, Energie und langfristige Veränderung. Stille Entzündungen lassen sich heilen. Nicht durch Druck, sondern durch Verständnis. Nicht durch Kontrolle, sondern durch konsequente Fürsorge. Der Körper ist kein Gegner. Er reagiert auf das, was wir ihm geben. Wenn wir beginnen, ihn zu verstehen, kann Heilung stattfinden.

> „
> *Heilung ist ein Prozess, der Geduld verlangt.*

Meine Rezepte sind so aufgebaut, dass sie genau das ermöglichen. Sie zeigen, wie antientzündliche Ernährung im Alltag aussehen kann, indem sie Lebensmittel kombinieren, die reich an Antioxidantien, Omega-3-Fettsäuren, Vitaminen und Spurenelementen sind, und so den Körper täglich unterstützen.

DIE GAMECHANGER DER ANTIENTZÜNDLICHEN ERNÄHRUNG

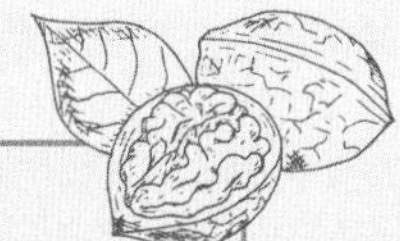

ANTIOXIDANTIEN

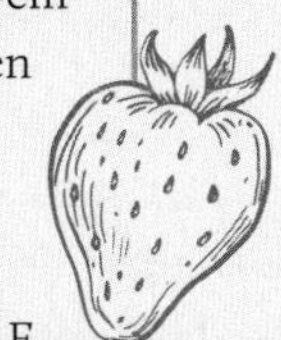

Sie schützen die Zellen vor oxidativem Stress, der wiederum Entzündungen fördert. Vitamin C unterstützt das Immunsystem, reguliert Entzündungsprozesse und ist an der Kollagenbildung beteiligt. Vitamin E schützt die Zellmembranen. Mandeln z.B. liefern Vitamin E, Paprika Vitamin C, Acerola gehört zu den vitaminreichsten natürlichen Quellen. Lebensmittel wie Beeren, Brokkoli und grünes Blattgemüse liefern wertvolle sekundäre Pflanzenstoffe, die ebenfalls antioxidativ wirken.

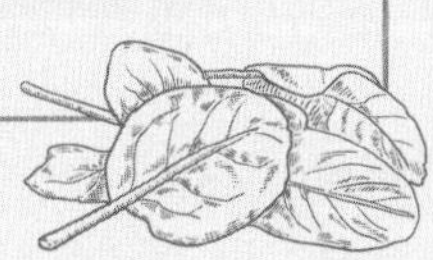

OMEGA-3-FETTSÄUREN

Omega-3-Fettsäuren – z.B. aus Leinsamen, Chiasamen und Walnüssen – gehören zu den wichtigsten entzündungshemmenden Fetten. Sie beeinflussen die Bildung von Entzündungsbotenstoffen und unterstützen die Regeneration von Gewebe. Besonders bei Gelenkbeschwerden, Darmproblemen und chronischen Schmerzen zeigen sie einen positiven Effekt.

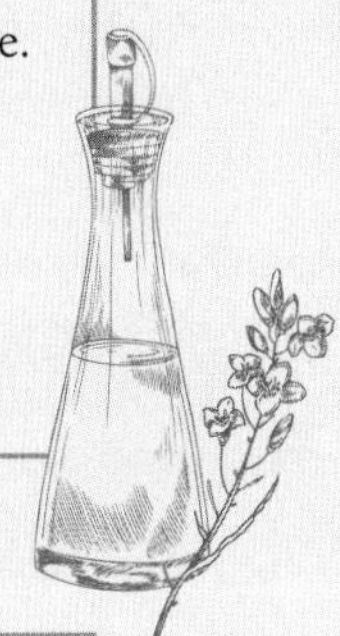

GEWÜRZE UND KRÄUTER

Gewürze und Kräuter sind feste Bestandteile einer antientzündlichen Küche: Kurkuma, besonders in Kombination mit schwarzem Pfeffer, kann entzündliche Prozesse regulieren. Ingwer wirkt zusätzlich verdauungsfördernd. Auch Zimt wirkt entzündungshemmend.

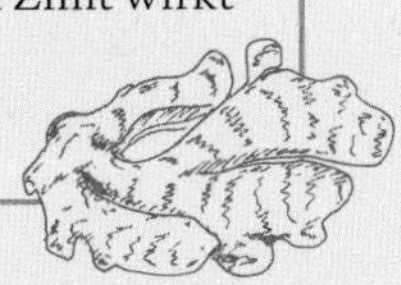

SPURENELEMENTE

Sie sind unverzichtbar. Zink spielt eine wichtige Rolle für die Immunregulation, die Wundheilung und die Stabilität der Darmschleimhaut. Enthalten ist es u.a. in Linsen und Kichererbsen. Auch Selen schützt vor oxidativem Stress und unterstützt Enzymsysteme, die Entzündungen entgegenwirken.

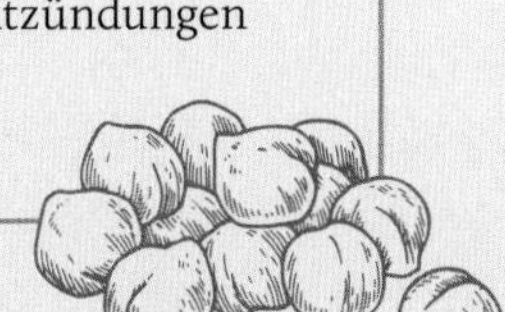

IMMUNBOOSTER-SMOOTHIE

FÜR 2 PERSONEN
10 MINUTEN
VEGETARISCH, GLUTENFREI

150 g TK-Wildheidelbeeren
30 g Blattspinat
½ Banane
¼ l Kefir
1 TL Mandelmus
einige Tropfen Vitamin D (nach Belieben)

Die Heidelbeeren antauen lassen. Den Spinat verlesen, waschen und trocken schleudern, grobe Stiele entfernen. Die Banane schälen. Heidelbeeren, Blattspinat, Banane, Kefir und Mandelmus im Standmixer fein pürieren.

Nach Belieben Vitamin D unterrühren und den Smoothie auf große Gläser verteilen.

TIPP Dieser Smoothie ist, wie der Name schon verrät, gut fürs Immunsystem. Er lässt sich nach Geschmack und Saison auch mit Apfel, Himbeeren oder Mango zubereiten. Kefir liefert wertvolle probiotische Kulturen, die die Darmflora unterstützen und damit die Abwehrkräfte stärken.

PRO PORTION: CA. 155 KCAL, 650 KJ, 6 G E, 7 G F, 15 G KH

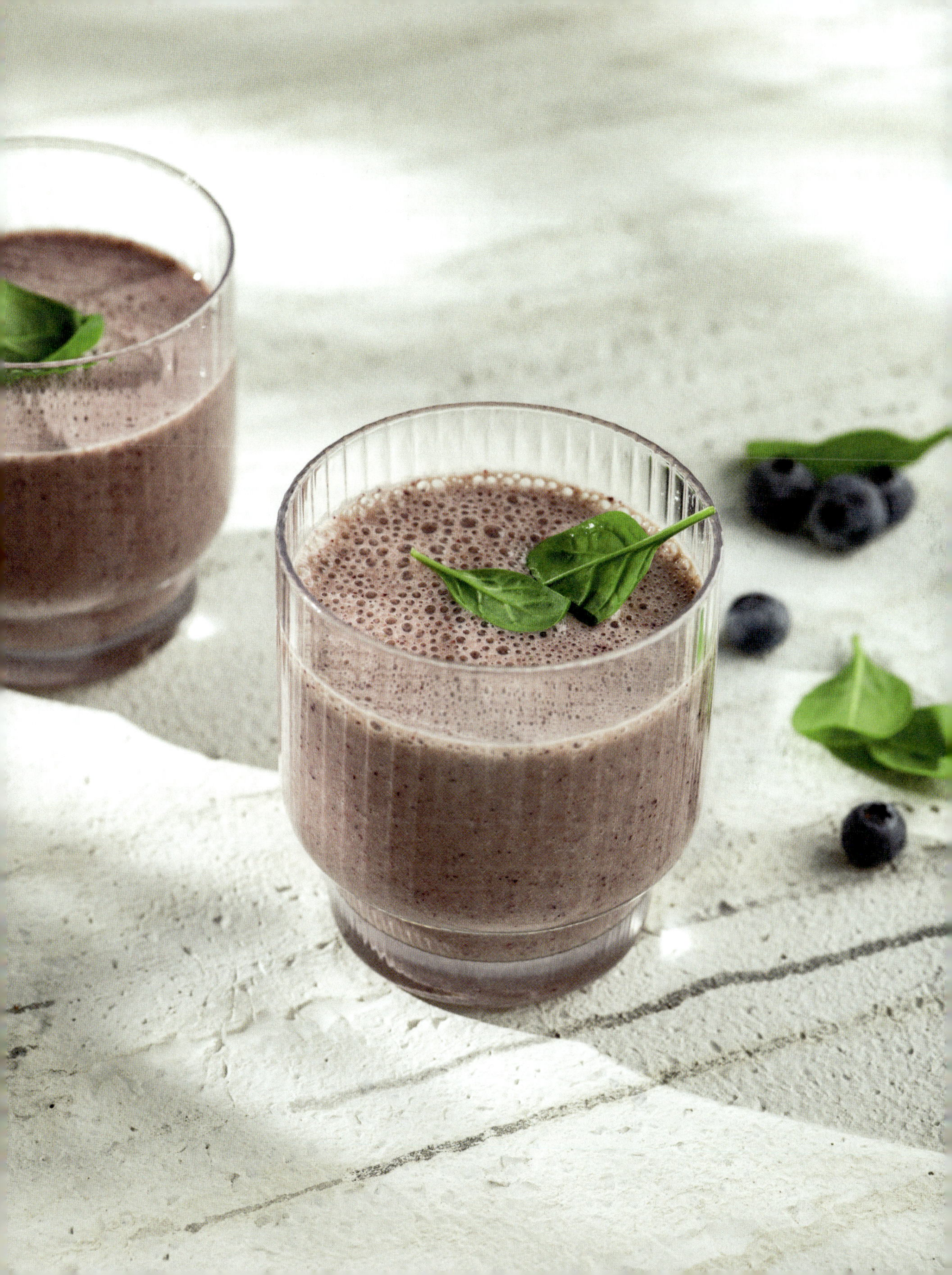

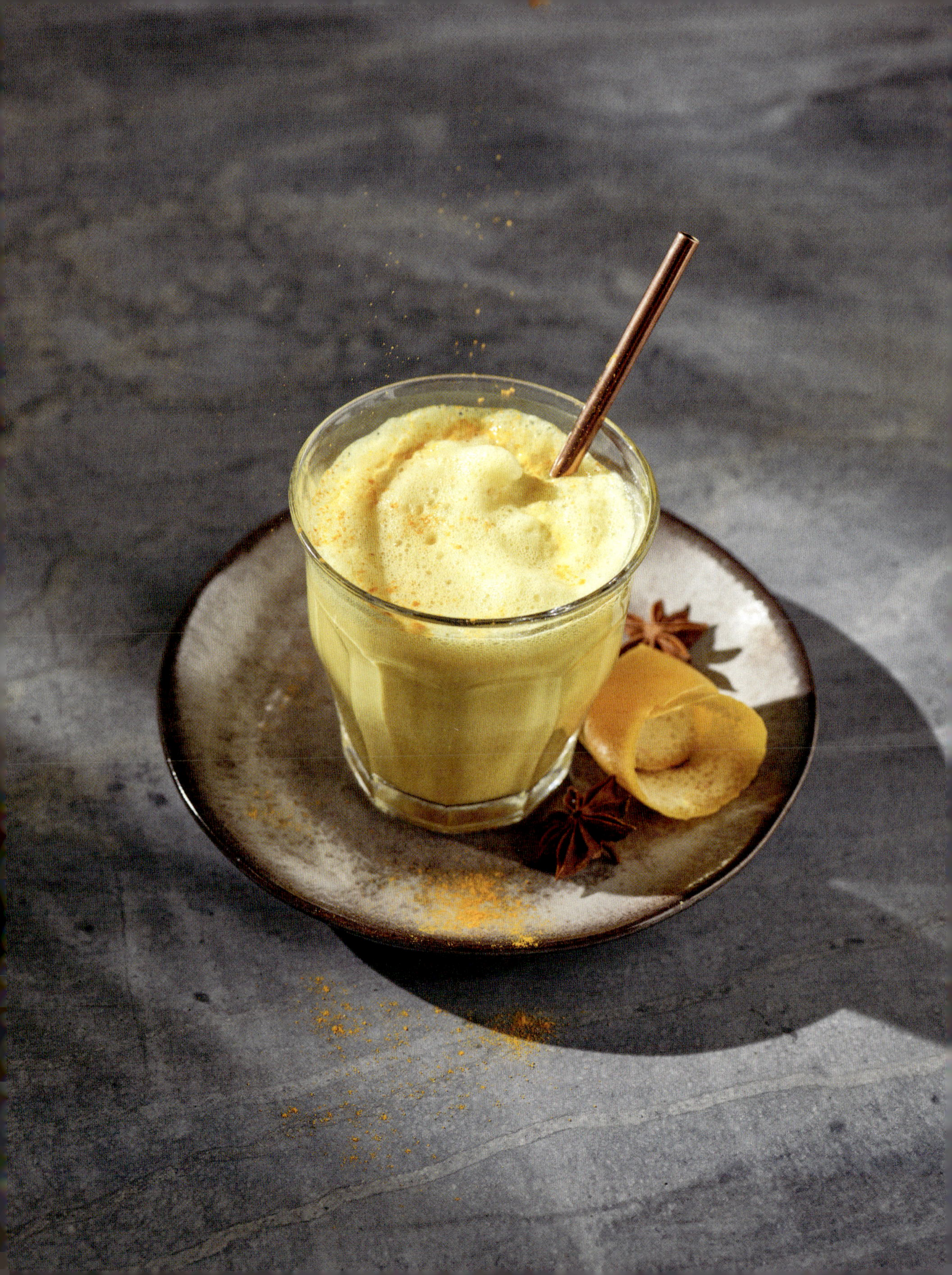

GOLDEN MILK

FÜR 2 PERSONEN
15 MINUTEN
VEGAN, GLUTENFREI, LAKTOSEFREI

5 g Ingwer
10 g Kurkumawurzel
1 Streifen Bio-Orangenschale
400 ml Mandeldrink (ungesüßt)
1 Sternanis
Zimtpulver
gemahlene Kurkuma

Ingwer und Kurkumawurzel schälen und fein hacken. Mit den übrigen Zutaten, 3 Prisen Zimt und 1 Prise gemahlener Kurkuma in einem kleinen Topf aufkochen und bei mittlerer Hitze 2 Minuten köcheln lassen. Anschließend zugedeckt weitere 5 Minuten ziehen lassen.

Die Golden Milk durch ein Sieb gießen und auf Gläser verteilen. Nach Belieben mit etwas gemahlener Kurkuma bestreuen.

TIPP Das Kurkumin aus der Kurkumawurzel kann die Blutfettwerte verbessern und Magen-Darm-Beschwerden lindern.

PRO PORTION: CA. 52 KCAL, 220 KJ, 1 G E, 2 G F, 7 G KH

BUFFALO CAULIFLOWER

MIT GURKENSALAT

FÜR 2 PERSONEN
40 MINUTEN
VEGAN, LAKTOSEFREI

Für den Blumenkohl:
1 kleiner Blumenkohl (600 g)
100 g Maismehl
1 EL Speisestärke
je 1 Msp. Paprikapulver edelsüß und Chiliflocken
150 ml Pflanzendrink (ungesüßt)
1 EL Rapsöl

Für den Salat:
1 Salatgurke (400 g)
3 Stiele Petersilie
2 EL Reisessig
1 TL Erythrit
1 Msp. gem Kurkuma
Salz
1 TL Schwarzkümmel

Für die Sauce:
70 g Tomatenmark
2–3 Dattelsirup
1 EL Sojasauce
Chiliflocken
1–2 TL Reisessig

Für den Blumenkohl den Backofen auf 200 °C Ober-/Unterhitze vorheizen und ein Backblech mit Backpapier auslegen. Den Blumenkohl waschen und in Röschen teilen. Maismehl, Speisestärke, Paprikapulver und Chiliflocken mischen. Pflanzendrink, 3 EL Wasser und Öl unterrühren. Die Kohlröschen eintauchen, etwas abtropfen lassen, auf das Backblech legen und im Ofen auf der mittleren Schiene etwa 30 Minuten backen.

Die Gurke waschen, längs halbieren, entkernen und in Stücke schneiden. Die Petersilie waschen, trocken schütteln und die Blätter abzupfen. Essig, Erythrit und gemahlene Kurkuma in einer großen Schüssel verrühren. Die Gurke darin wenden und salzen. Die Petersilie unterheben.

Für die Sauce alle Zutaten verrühren. Nach Bedarf 1 bis 2 EL Wasser unterrühren und die Sauce mit Salz abschmecken. Den Buffalo Cauliflower mit der Sauce und dem Salat auf Tellern anrichten. Den Salat zum Schluss noch mit dem Schwarzkümmel garnieren.

TIPP Der Blumenkohl kann auch einfach durch Brokkoli ersetzt werden. Alle Kohlsorten enthalten viele Vitamine und Spurenelemente.

PRO PORTION: CA. 389 KCAL, 1628 KJ, 16 G E, 7 G F, 56 G KH

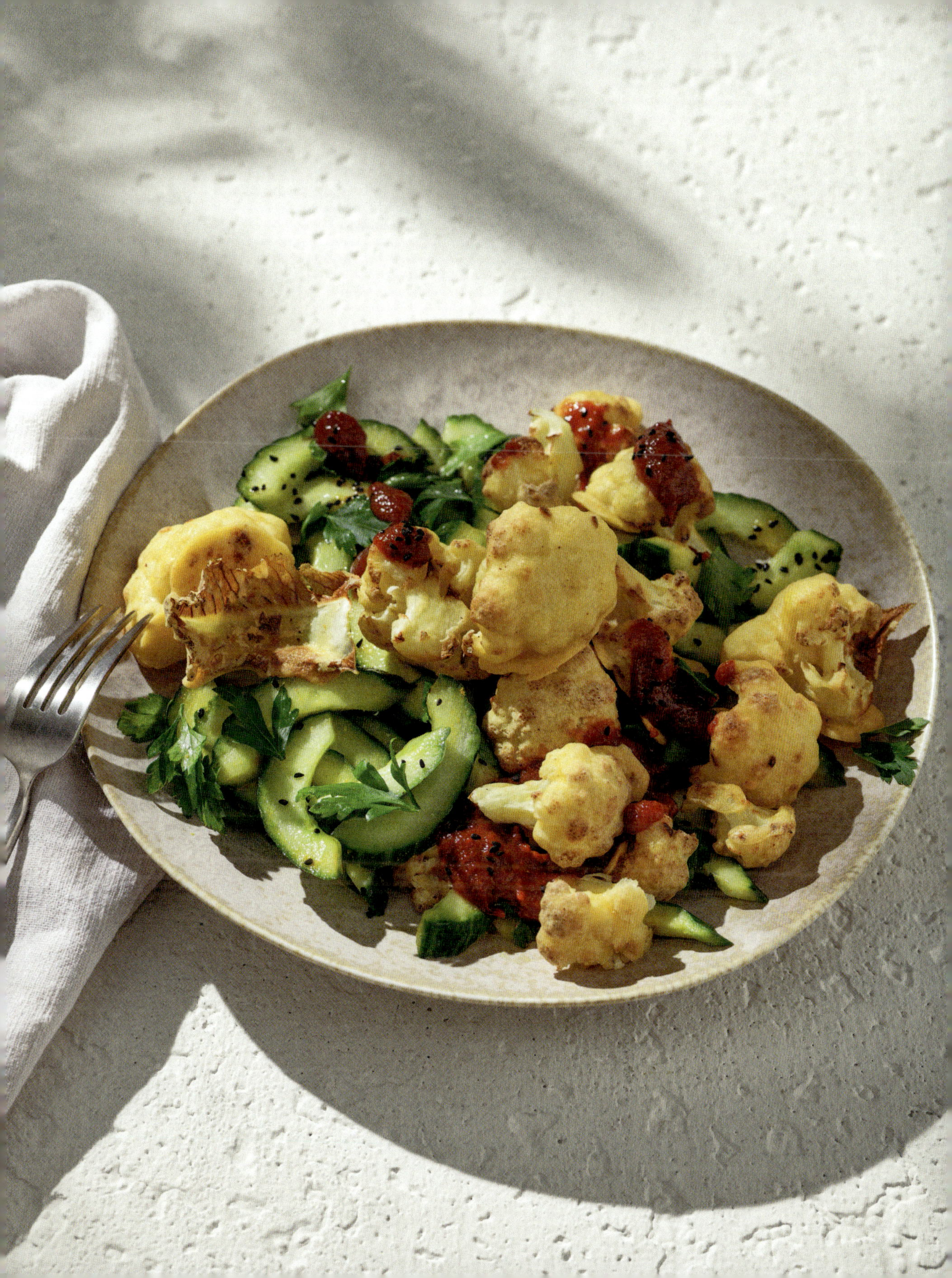

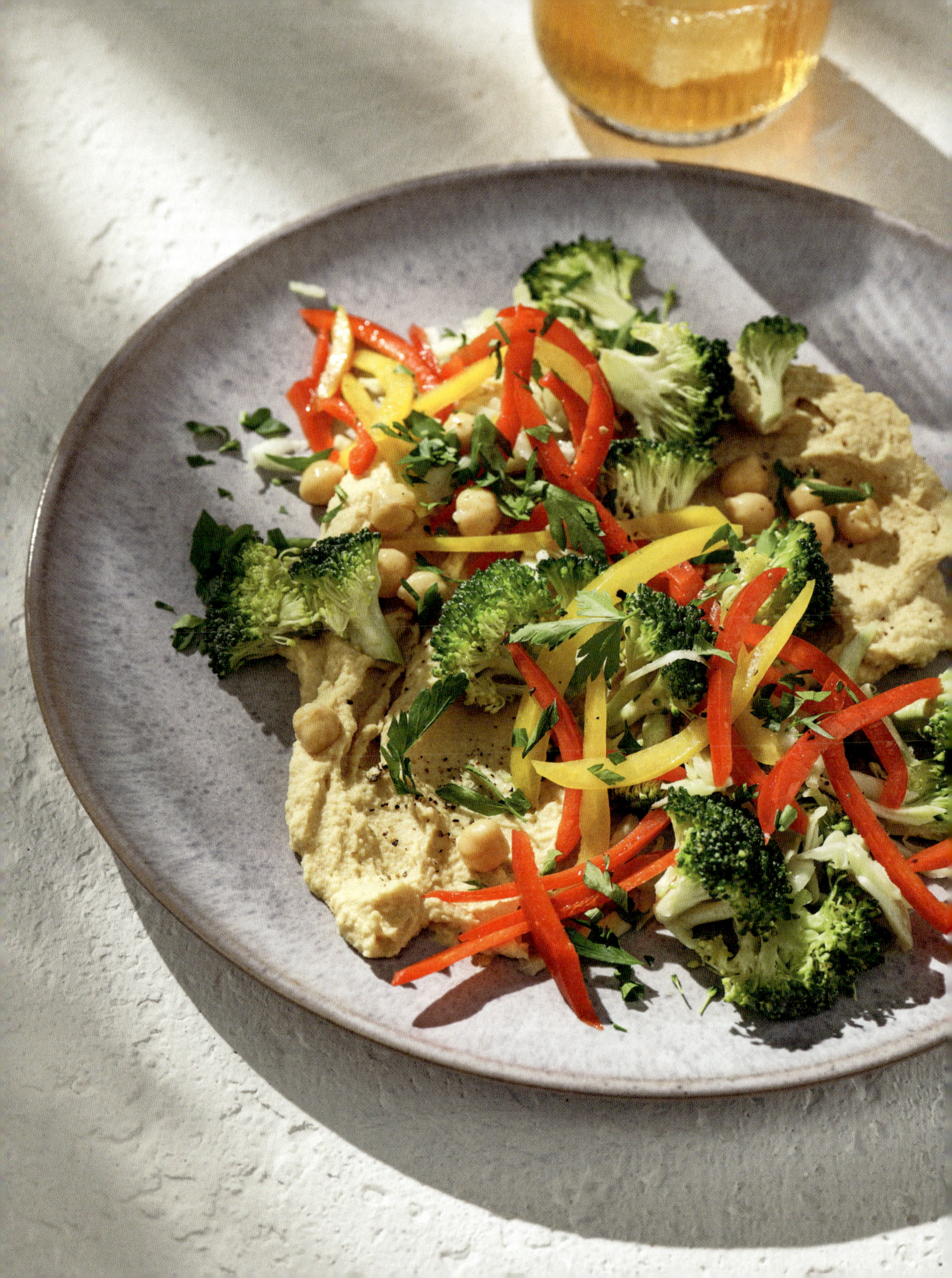

BROKKOLI-PAPRIKA-SALAT

MIT MANDELHUMMUS

FÜR 2 PERSONEN
30 MINUTEN + MIND. 30 MINUTEN ZIEHZEIT
VEGAN, GLUTENFREI, LAKTOSEFREI

Für den Salat:
400 g Brokkoli
Salz
je 1 rote und gelbe Paprikaschote
5–6 EL Obstessig (z. B. Apfelessig)
2–3 EL Nuss- oder Leinsamenöl
3 Stiele Petersilie

Für den Hummus:
240 g Kichererbsen (aus der Dose)
2 EL Mandelmus
5–6 EL Orangensaft
Salz
1 EL Mandel- oder Nussöl

Für den Salat den Brokkoli putzen, waschen, in Röschen teilen und den Strunk schälen. Röschen und Strunk grob raspeln und salzen. Die Paprikaschoten längs vierteln, entkernen, waschen und in kurze, schmale Streifen schneiden.

Die Paprika unter den Brokkoli mischen. Den Salat mit Essig und Öl vermengen und mindestens 30 Minuten durchziehen lassen. Inzwischen die Petersilie waschen, trocken schütteln und die Blätter grob hacken.

Für den Hummus die Kichererbsen in ein Sieb abgießen, kalt abbrausen und abtropfen lassen. Zum Garnieren 1 EL beiseitelegen, den Rest mit dem Mandelmus und 4 EL Orangensaft mit dem Stabmixer in einem hohen Rührbecher sehr fein pürieren. Mit Salz und restlichem Orangensaft abschmecken.

Den Hummus auf Tellern verstreichen, den Salat darauf anrichten und das Ganze mit der gehackten Petersilie bestreuen.

TIPP Brokkoli und Paprika enthalten entzündungshemmendes Vitamin C. Der Tagesbedarf wird schon mit einer Portion dieses Salats gedeckt.

PRO PORTION: CA. 447 KCAL, 1868 KJ, 17 G E, 23 G F, 29 G KH

COLESLAW

AUS SPITZKOHL MIT ERDNÜSSEN

FÜR 2 PERSONEN
25 MINUTEN
VEGAN, GLUTENFREI, LAKTOSEFREI

- 500 g Spitzkohl
- 200 g Möhren
- 1 TL Fenchelsamen
- ½ Bund Schnittlauch
- 4 EL gesalzene, geröstete Erdnusskerne
- Salz
- 4 EL Weißweinessig
- 1 EL mittelscharfer Senf
- 2 EL vegane Mayonnaise
- 3 EL veganer Joghurt (z. B. aus Soja)
- Pfeffer aus der Mühle

Den Spitzkohl putzen, halbieren, den Strunk entfernen und die Hälften in feine Streifen schneiden. Die Möhren putzen, schälen und grob raspeln. Die Fenchelsamen im Mörser zerdrücken oder grob hacken. Den Schnittlauch waschen, trocken schütteln und in feine Ringe schneiden. Die Erdnüsse grob hacken.

Spitzkohl, Möhren, Fenchelsamen und ½ TL Salz in einer Schüssel leicht verkneten. Essig, Senf, Mayonnaise und Joghurt unterrühren. Den Coleslaw mit Salz und Pfeffer abschmecken. Erdnüsse und Schnittlauch unterheben und das Ganze auf Tellern anrichten.

TIPP Wer einen Vitamin-C-Boost braucht, hat sich mit Spitzkohl richtig entschieden. Er enthält auch viel Kalium und unterstützt so den Säure-Basen-Haushalt.

PRO PORTION: CA. 267 KCAL, 1117 KJ, 9 G E, 14 G F, 16 G KH

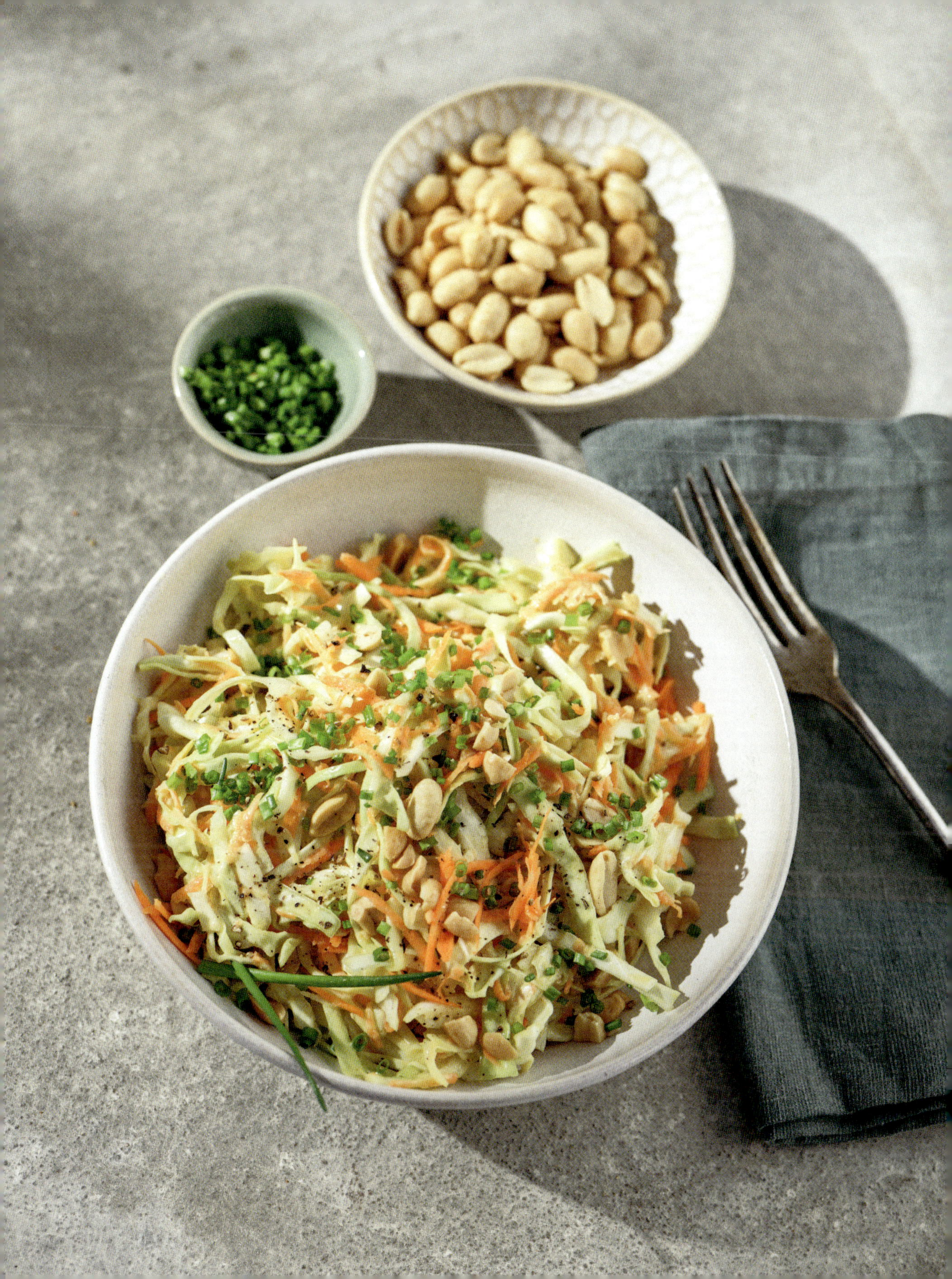

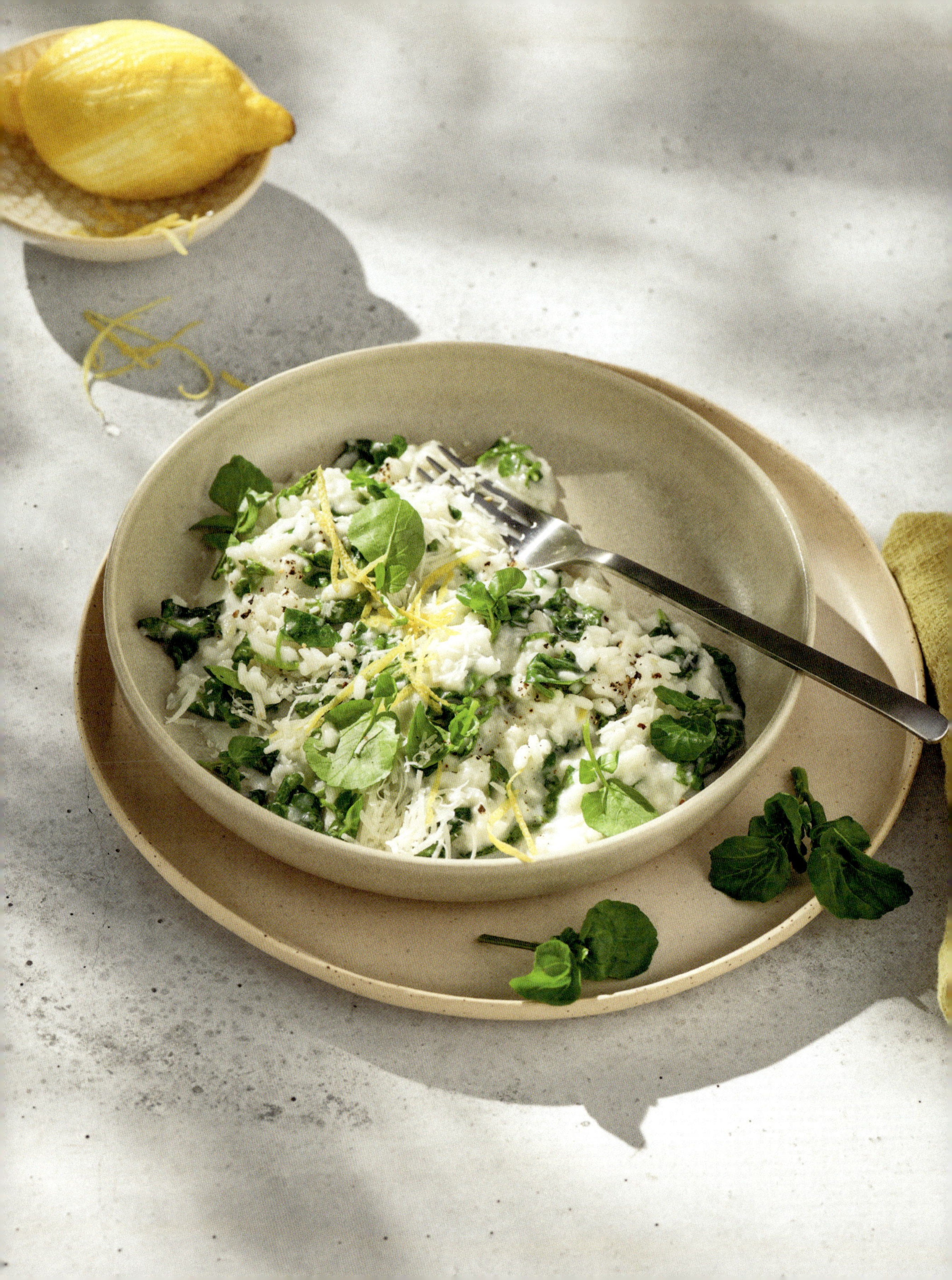

RISOTTO

MIT BRUNNENKRESSE UND ZITRONE

FÜR 2 PERSONEN
25 MINUTEN
VEGETARISCH, GLUTENFREI, LAKTOSEFREI

2 Schalotten
2 EL Olivenöl
200 g Risottoreis
650 ml heiße glutenfreie Gemüsebrühe
60 g Parmesan
50 g Brunnenkresse (ersatzweise Rucola)
½ Bio-Zitrone
Salz
Pfeffer aus der Mühle

Die Schalotten schälen und fein würfeln. Das Olivenöl in einem Topf erhitzen und Schalotten und Reis darin bei mittlerer Hitze 2 Minuten andünsten. Unter Rühren etwas Brühe angießen und den Reis offen bei schwacher Hitze etwa 15 Minuten köcheln lassen, dabei nach und nach die restliche Brühe unterrühren.

Inzwischen den Parmesan fein reiben. Die Brunnenkresse verlesen, waschen, trocken schleudern und klein zupfen. Die Zitrone heiß waschen, trocken reiben und die Hälfte der Schale abreiben. Den Saft auspressen. Parmesan und den Großteil der Brunnenkresse unter das Risotto rühren. Dieses mit Salz, Pfeffer und 1 bis 2 EL Zitronensaft abschmecken. Das Risotto in tiefen Tellern anrichten und mit der restlichen Brunnenkresse und Zitronenschale garnieren.

TIPP Risottoreis hat einen höheren Stärkeanteil als die meisten anderen Reissorten. Die Stärke bindet die Flüssigkeit und macht das Risotto sämig.

PRO PORTION: CA. 639 KCAL, 2674 KJ, 20 G E, 27 G F, 83 G KH

5

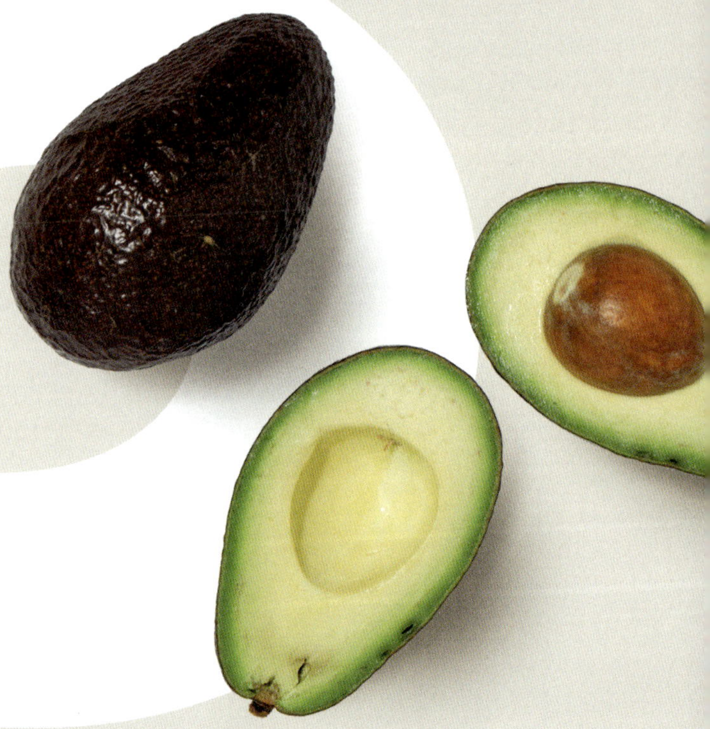

KAPITEL 5

IMMUNE BOOSTER

Mehr Power für deine Abwehrkräfte

IMMUNE BOOSTER

Unsere Körperabwehr fällt uns meist erst dann auf, wenn sie fehlt. Viele Menschen kennen das Gefühl, ständig angeschlagen zu sein. Kaum ist eine Erkältung überstanden, kündigt sich die nächste an. Der Hals kratzt, die Nase läuft, die Energie fehlt. Infekte scheinen sich abzuwechseln, ohne dass der Körper dazwischen wirklich zur Ruhe kommt. Abwehrschwäche zeigt sich oft schleichend. Nicht immer durch schwere Erkrankungen, sondern durch eine dauerhafte Anfälligkeit oder anhaltende Müdigkeit.

Das Immunsystem ist ein komplexes Netzwerk, das nicht in einem einzelnen Organ verortet ist, sondern es besteht aus Zellen, Botenstoffen, Geweben und Schutzmechanismen, die im ganzen Körper verteilt sind. Darm, Schleimhäute, Lymphsystem und Mikronährstoffversorgung arbeiten dabei eng zusammen. Gerät einer dieser Mitspieler aus dem Gleichgewicht, leidet die gesamte Abwehrkraft.

Viele Menschen befinden sich über Jahre in einem Kreislauf aus Infekt, Erholung und erneuter Belastung. Antibiotika, Stress, Schlafmangel und unausgewogene Ernährung können diesen Effekt verstärken. Die Abwehr wird allenfalls kurzfristig unterstützt, aber langfristig letztlich geschwächt.

> *Ein starkes Immunsystem beginnt im Darm.*

Auch meine eigene Gesundheit war lange davon geprägt. Ich war häufig krank, rutschte von einem Infekt in den nächsten. In einem Jahr erkrankte ich sogar fünfmal hintereinander an Scharlach. Jede Erkrankung bedeutete ein Antibiotikum, jede Behandlung eine weitere Belastung für Darm und Immunsystem. Der Körper kam kaum dazu, sich zu stabilisieren. Rückblickend war es ein System, das dauerhaft überfordert war. Ein solches Muster ist kein persönliches Versagen. Es ist ein Zeichen dafür, dass die Abwehrkräfte mehr brauchen als kurzfristige Maßnahmen. Ein stabiles Immunsystem entsteht nicht durch einzelne Präparate oder schnelle Lösungen, sondern durch kontinuierliche Unterstützung.

Ein großer Teil der Immunzellen ist im Darm angesiedelt. Wird der Darm durch häufige Infekte, Medikamente oder Entzündungen geschwächt, leidet auch die Abwehr. Erst als ich begann, den Darm gezielt zu unterstützen, konnte dieser Kreislauf aus Krankheit und Erschöpfung durchbrochen werden.

Ein geschwächtes Immunsystem zeigt sich nicht nur in häufigen Infekten. Oft ist es eine dauerhafte Grunderschöpfung, die schwer greifbar bleibt. Der Körper ist ständig beschäftigt, ständig im Einsatz, ohne jemals vollständig zur Ruhe zu kommen. Schon kleine Belastungen führen zu Symptomen. Ein leichter Luftzug, eine kurze Stressphase oder Schlafmangel reichen aus, um das Gleichgewicht erneut zu kippen. Die Energie reicht gerade so für den Alltag. Regeneration fühlt sich unvollständig an. Genau hier zeigt sich, dass Abwehrkräfte mehr sind als die Fähigkeit, Krankheitserreger abzuwehren. Sie stehen für Belastbarkeit, Anpassungsfähigkeit und innere Stabilität.

> „
> *Man ist nicht richtig krank, aber auch nie wirklich gesund.*

Ein dauerhaft aktives Immunsystem verbraucht Ressourcen. Vitamine, Spurenelemente und Aminosäuren werden ständig benötigt, um Abwehrzellen zu bilden, Entzündungsprozesse zu regulieren und Schleimhäute zu schützen. Werden diese Speicher nicht regelmäßig aufgefüllt, entsteht ein schleichender Mangel. Der Körper reagiert langsamer, ungenauer und anfälliger.

Besonders die Schleimhäute spielen dabei eine zentrale Rolle. Sie bilden die erste Barriere gegen Viren und Bakterien. Ist diese Schutzschicht geschwächt, haben Krankheitserreger leichteres Spiel. Vitamin A, Zink, Vitamin C und bestimmte sekundäre Pflanzenstoffe sind entscheidend für ihre Stabilität. Eine Ernährung, die diese Nährstoffe regelmäßig liefert, stärkt die Abwehr bereits an der Oberfläche.

Auch das Gleichgewicht zwischen Aktivierung und Regulation ist entscheidend. Ein starkes Immunsystem reagiert nicht über, sondern angemessen. Es erkennt Gefahren schnell, beendet die Reaktion aber auch wieder. Genau hier wirken Mikronährstoffe wie Vitamin D, Selen und Omega 3 regulierend. Sie helfen dem Körper, zwischen echter Bedrohung und harmlosen Reizen zu unterscheiden.

Erst rückblickend wurde mir klar, wie sehr mein Körper in diesem desolaten Dauerzustand gefangen war: Die vielen Infekte, die wiederholten Antibiotikagaben, das ständige Gefühl, nie richtig stabil zu sein – all das war Ausdruck eines Systems, das keine Gelegenheit hatte, sich aufzubauen. Jeder neue Infekt traf auf einen Körper, der noch mit dem vorherigen Infekt beschäftigt war. Der Ausstieg aus diesem Kreislauf beginnt nicht mit Kampf. Er beginnt mit Aufbau. Mit dem bewussten Entlasten des Immunsystems und dem gleichzeitigen Versorgen.

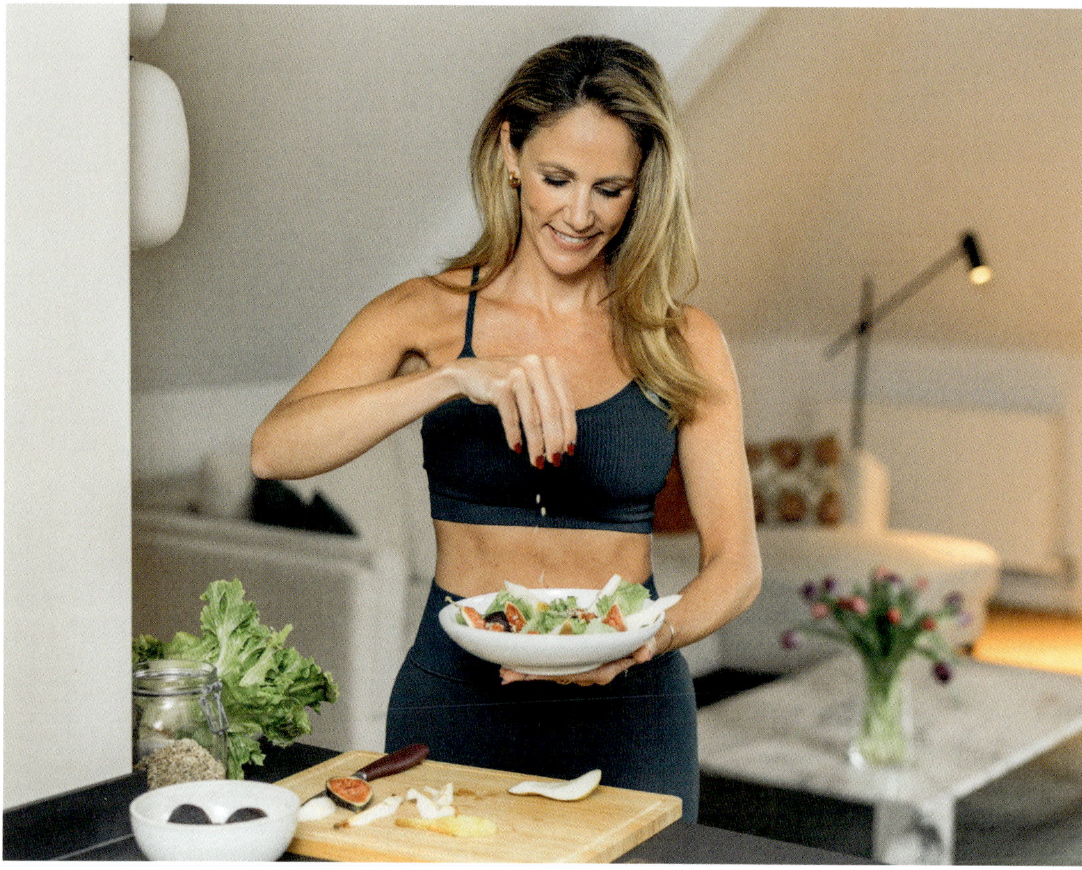

Genau hier setzt eine immunstärkende Ernährung an. Sie liefert nicht nur einzelne Nährstoffe, sondern schafft ein Umfeld, in dem sich Abwehrkräfte regenerieren können. Regelmäßige Mahlzeiten, gut verträgliche Lebensmittel, entzündungsarme Zubereitung und ausreichend Mikronährstoffe geben dem Körper die Möglichkeit, wieder Reserven anzulegen.

Besonders wichtig ist dabei einmal mehr Geduld. Ein Immunsystem, das über Jahre geschwächt war, baut sich nicht in wenigen Wochen wieder vollständig auf. Doch erste Veränderungen sind oft schon früh spürbar. Infekte verlaufen milder. Erholungsphasen verkürzen sich. Das Gefühl, ständig kurz vor der nächsten Erkrankung zu stehen, lässt nach. Ein stabileres Immunsystem bedeutet mehr Freiheit. Mehr Energie im Alltag. Mehr Vertrauen in den eigenen Körper. Und weniger Angst vor der nächsten Erkältungswelle. Denn ein Körper, der sich sicher fühlt, muss weniger kämpfen. Und genau darin liegt die eigentliche Kraft eines starken Immunsystems.

ABWEHRKRÄFTE STÄRKEN – SO GELINGT'S!

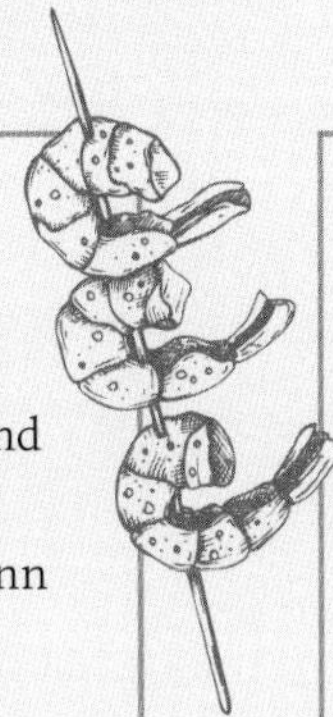

ZINK

Zink beeinflusst die Entwicklung und Funktion von Immunzellen und ist an der Abwehr von Viren und Bakterien beteiligt. Ein Mangel kann dazu führen, dass Infekte häufiger auftreten oder länger andauern.

SELEN

Selen unterstützt das Immunsystem auf zellulärer Ebene. Es schützt vor oxidativem Stress und hilft, Entzündungsreaktionen zu regulieren. Zudem spielt es eine Rolle bei der Bildung von Antikörpern.

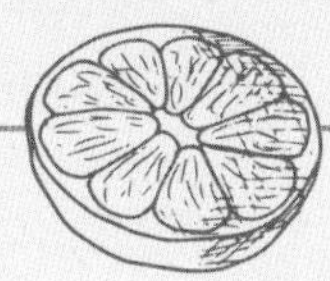

VITAMINE C UND D

Vitamin C spielt eine entscheidende Rolle bei der Aktivierung von Immunzellen und wirkt gleichzeitig antioxidativ. Es hilft dem Körper, Infekte abzuwehren, und verkürzt nachweislich die Dauer von Erkältungen. Besonders wichtig ist eine regelmäßige Zufuhr, da Vitamin C nicht gespeichert werden kann.

Vitamin D ist weit mehr als ein Knochenvitamin. Es beeinflusst zahlreiche Prozesse im Immunsystem und wirkt regulierend. Ein niedriger Vitamin-D-Spiegel wird häufig mit einer erhöhten Infektanfälligkeit in Verbindung gebracht. Gerade in den dunkleren Monaten oder bei wenig Sonnenexposition ist dieser Aspekt relevant.

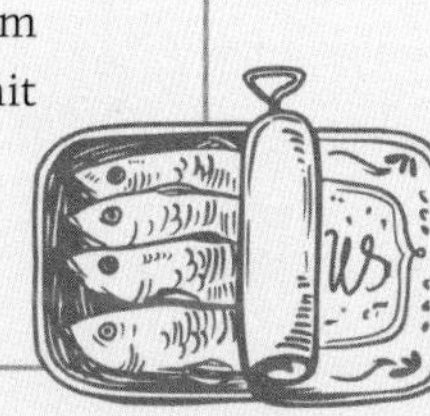

BETA-GLUCANE

Ein oft unterschätzter Bestandteil der Immunabwehr sind Beta-Glucane. Diese löslichen Ballaststoffe kommen in Hafer, Gerste, Hefe, Shiitake-Pilzen und Algen vor und können das Immunsystem stimulieren. Sie aktivieren bestimmte Abwehrzellen und helfen dem Körper, schneller und gezielter auf Krankheitserreger zu reagieren.

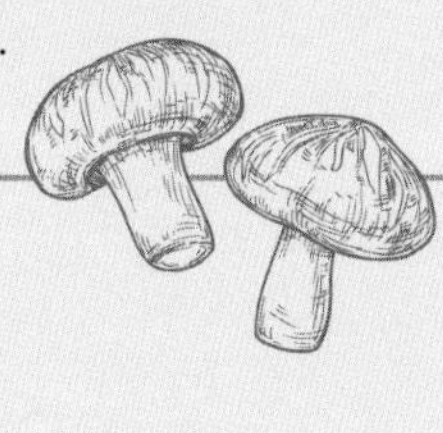

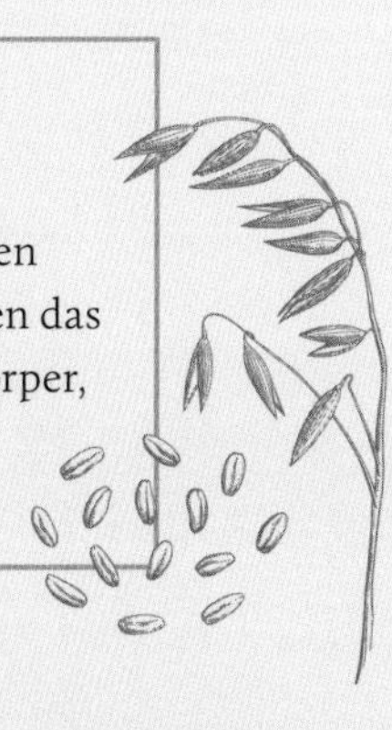

ENDIVIENSALAT

MIT ACEROLA-DRESSING

FÜR 2 PERSONEN
25 MINUTEN
VEGAN, GLUTENFREI, LAKTOSEFREI

- 4 EL Sonnenblumenkerne
- 250 g Endiviensalat
- 2 Feigen
- 1 Birne
- 6 EL Acerolasaft
- Salz
- Pfeffer aus der Mühle
- 4 EL Rapsöl

Die Sonnenblumenkerne in einer Pfanne ohne Fett goldbraun anrösten. Den Endiviensalat putzen, waschen und trocken schleudern. Die Blätter in mundgerechte Stücke zupfen. Die Feigen waschen, entstielen und in Spalten schneiden. Die Birne vierteln, schälen, entkernen und ebenfalls in Spalten schneiden.

Für das Dressing Acerolasaft mit Salz, Pfeffer und Öl verrühren. Endivienblätter, Feigen- und Birnenspalten auf einer großen Platte anrichten und das Dressing darüberträufeln. Den Salat mit den Sonnenblumenkernen garnieren.

TIPP Eine köstliche Alternative zu Sonnenblumenkernen sind Kürbiskerne. Sie enthalten viel Zink, das für schöne Haut und gesunde Haare sorgt. Endiviensalat liefert wertvolle Bitterstoffe und unterstützt Verdauung und Stoffwechsel. Wenn er dir zu bitter ist, kannst du ihn kurz in lauwarmem Wasser ziehen lassen. So wird der Geschmack milder, ohne die wertvollen Bitterstoffe ganz zu verlieren.

PRO PORTION: CA. 356 KCAL, 1492 KJ, 7 G E, 30 G F, 11 G KH

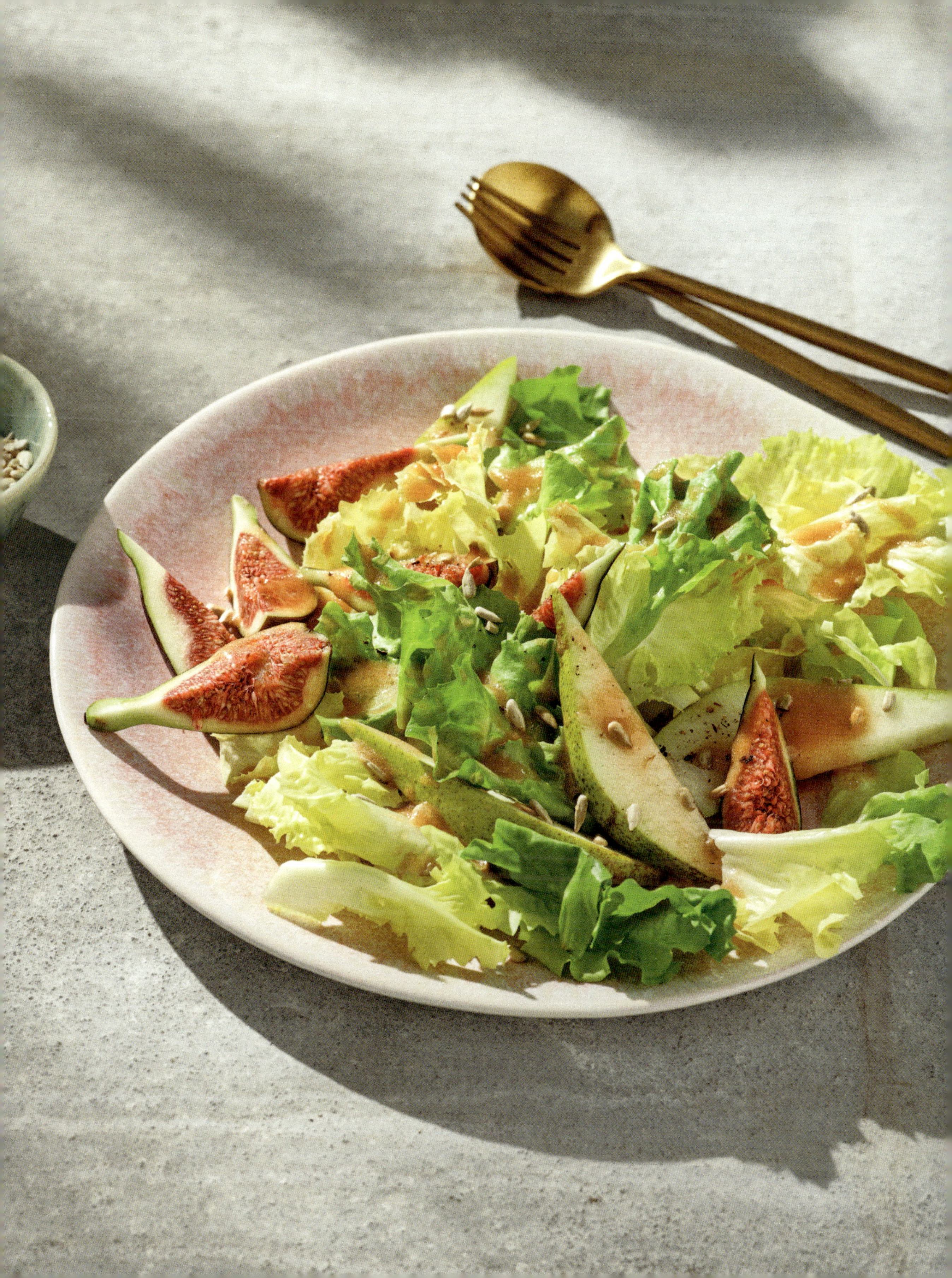

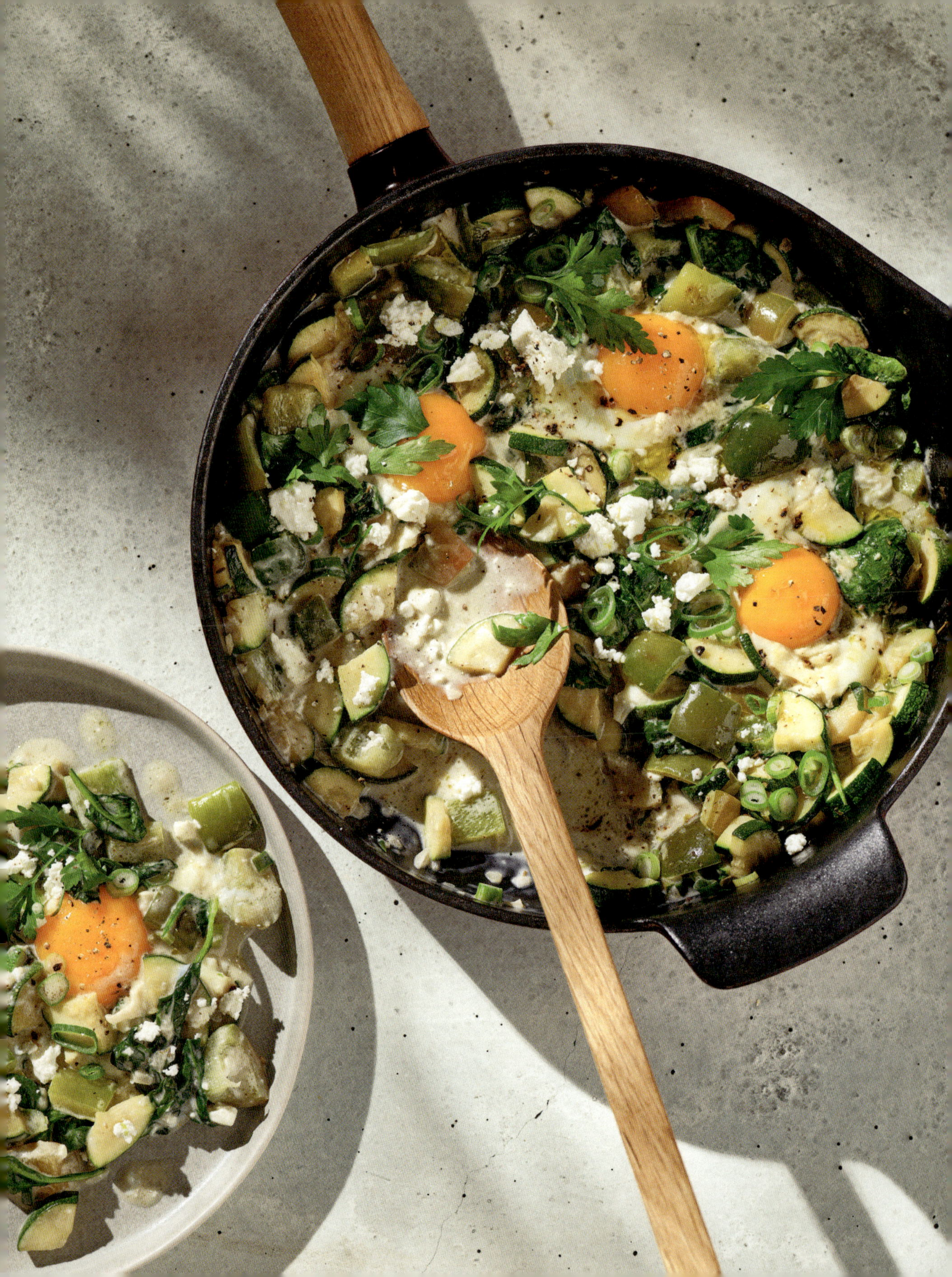

GRÜNE SHAKSHUKA

MIT SCHAFSKÄSE

FÜR 2 PERSONEN
40 MINUTEN
VEGETARISCH,
GLUTENFREI

1 Zwiebel
1 grüne Paprikaschote
150 g Blattspinat
1 Zucchini
3 Frühlingszwiebeln
3 EL Olivenöl
½ TL gerebelter Thymian
200 g vegane Kochcreme (aus Mandel)
Salz
Pfeffer aus der Mühle
4 Eier (Größe M)
4 Stiele Petersilie
100 g Schafskäse

Die Zwiebel schälen und in Würfel schneiden. Die Paprika längs halbieren, entkernen, waschen und in Quadrate schneiden. Den Spinat verlesen, waschen und trocken schleudern, grobe Stiele entfernen. Die Zucchini putzen, waschen, der Länge nach vierteln und quer in Scheiben schneiden. Die Frühlingszwiebeln putzen, waschen und in schmale Ringe schneiden.

Das Olivenöl in einer großen Pfanne erhitzen und Zwiebel und Paprika darin bei mittlerer Hitze 5 Minuten andünsten. Thymian, Spinat und Zucchini unter gelegentlichem Rühren 5 Minuten mitgaren. Dann die Frühlingszwiebeln sowie die Kochcreme unterrühren und alles aufkochen. Das Gemüse mit Salz und Pfeffer würzen.

Die Eier einzeln in eine Tasse aufschlagen. Mit zwei Esslöffeln vier Vertiefungen in das Gemüse drücken und je ein Ei hineingleiten lassen. Die Eier bei schwacher bis mittlerer Hitze etwa 8 Minuten garen.

Inzwischen die Petersilie waschen, trocken schütteln und die Blätter abzupfen. Den Schafskäse zerkrümeln. Die Shakshuka mit Petersilie und Schafskäse bestreuen und in der Pfanne servieren.

TIPP In 100 g Schafskäse stecken 16 g Eiweiß, in einem Ei 8 g. Mit einer Portion Shakshuka lässt sich die Hälfte des täglichen Bedarfs abdecken.

PRO PORTION: CA. 620 KCAL, 2590 KJ, 29 G E, 47 G F, 15 G KH

CRISPY TOFU

MIT SHIITAKE UND SPINAT

FÜR 2 PERSONEN
35 MINUTEN
VEGAN, GLUTENFREI, LAKTOSEFREI

- 10 g Ingwer
- 1 rote Zwiebel
- 75 g Shiitake-Pilze (ersatzweise braune Champignons)
- 150 g Kichererbsen (aus der Dose)
- 125 g junger Spinat
- 2 EL Olivenöl
- 1 TL Paprikapulver
- Salz
- Pfeffer aus der Mühle
- 200 g Tofu
- 2 EL Buchweizen-Vollkornmehl
- 2 EL Rapsöl
- 1 Bio-Limette
- 3 EL gesalzene, geröstete Erdnusskerne zum Garnieren

Den Ingwer und die Zwiebel schälen und fein würfeln. Die Pilze putzen, falls nötig, trocken abreiben, entstielen und in Streifen schneiden. Die Kichererbsen in ein Sieb abgießen, kalt abbrausen und abtropfen lassen. Den Spinat verlesen, waschen und trocken schleudern.

Das Olivenöl in einer Pfanne erhitzen und Shiitake, Zwiebel und Ingwer darin bei mittlerer Hitze etwa 5 Minuten braten. Kichererbsen und Spinat hinzufügen und den Spinat zusammenfallen lassen. Alles mit Paprikapulver, Salz und Pfeffer würzen und warm halten.

Den Tofu in sechs Scheiben schneiden, mit Salz und Pfeffer würzen und im Buchweizenmehl wenden. Überschüssiges Mehl abklopfen. Das Rapsöl in einer breiten Pfanne erhitzen und die Tofuscheiben darin auf jeder Seite bei mittlerer Hitze in etwa 3 Minuten knusprig braten.

Die Limette heiß abwaschen und halbieren. Eine Hälfte in Spalten schneiden, die andere auspressen. Das Gemüse mit 1 bis 2 EL Limettensaft abschmecken und auf Teller verteilen. Den Tofu darauf anrichten und mit Erdnüssen und Limettenspalten garnieren.

TIPP In der Traditionellen Chinesischen Medizin (TCM) werden Shiitake als Pulver bei verschiedenen Beschwerden wie Bluthochdruck angewendet.

PRO PORTION: CA. 518 KCAL, 2172 KJ, 21 G E, 34 G F, 25 G KH

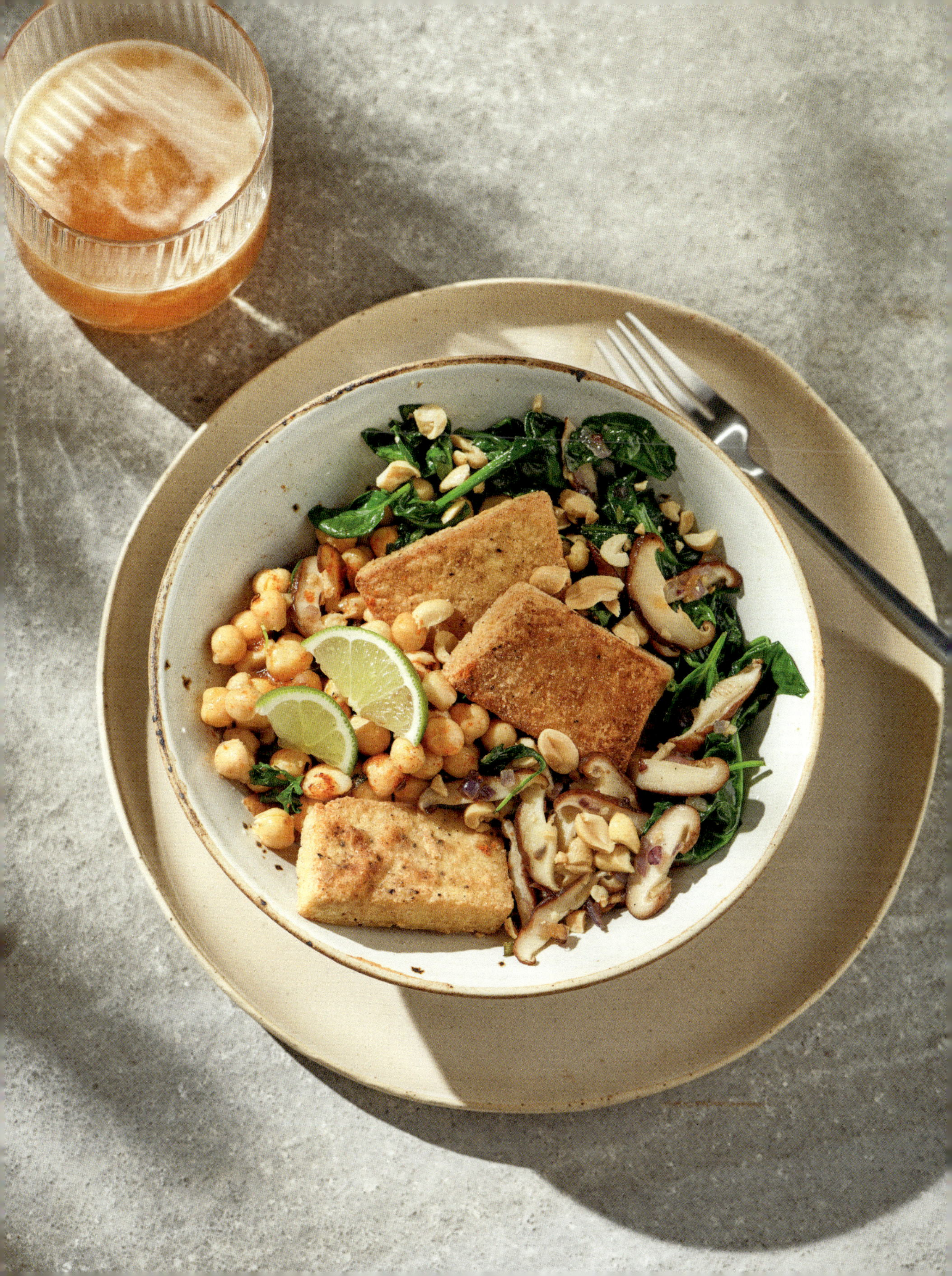

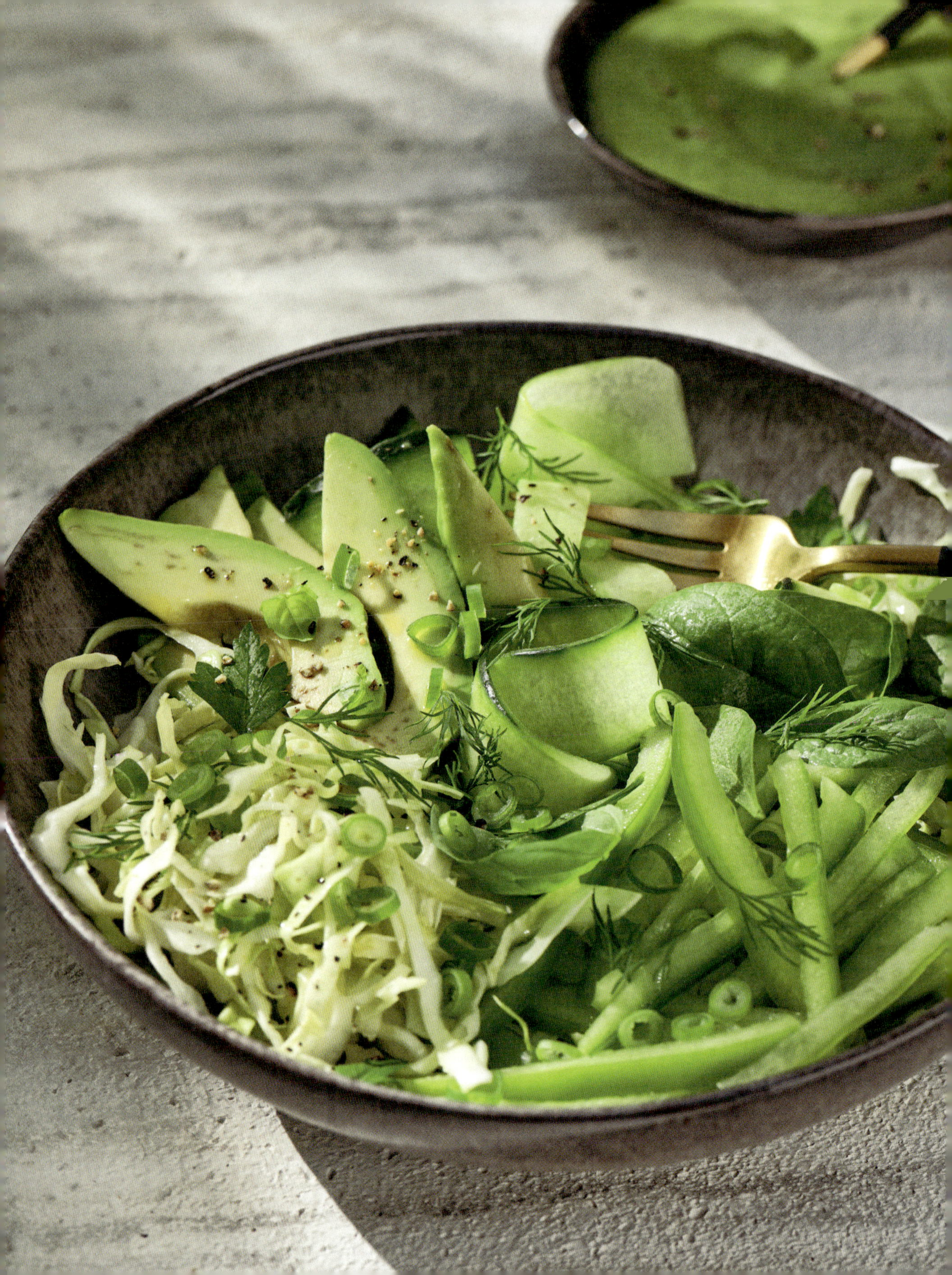

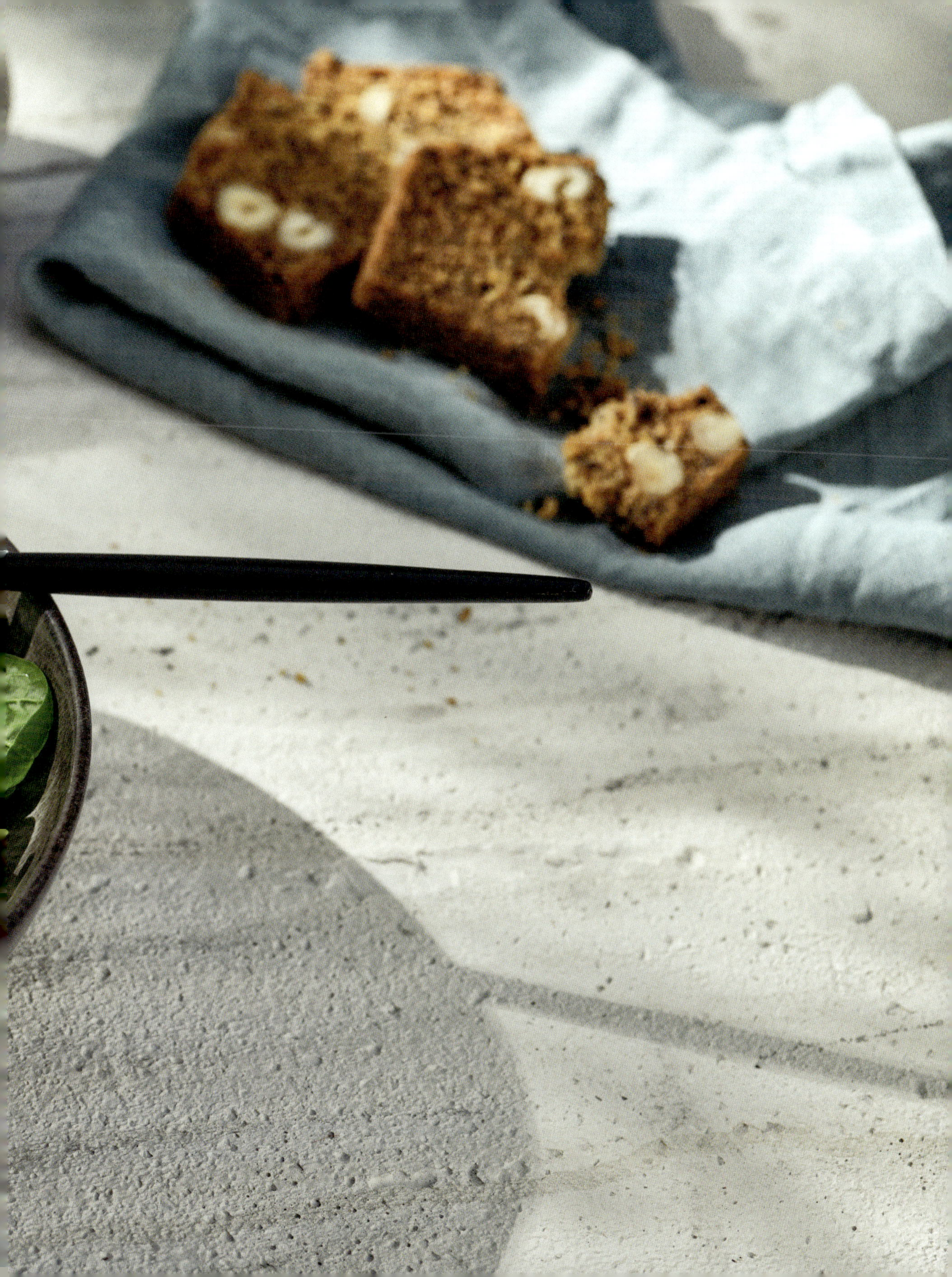

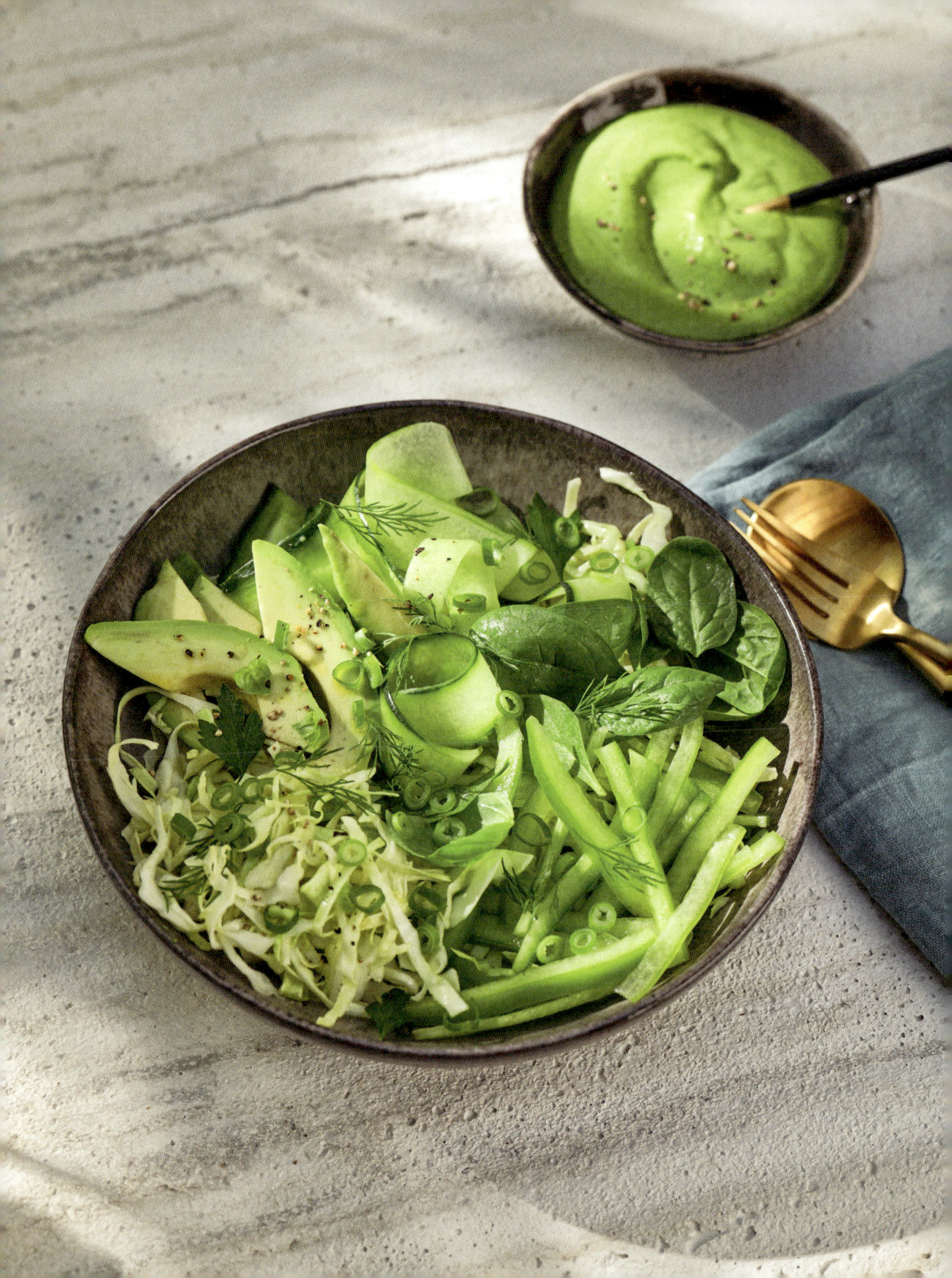

GREEN GODDESS SALAD

FÜR 2 PERSONEN
30 MINUTEN
VEGAN, GLUTENFREI, LAKTOSEFREI

300 g Spitzkohl
Salz
100 g Salatgurke
1 reife Avocado
1 grüne Paprikaschote
2 Frühlingszwiebeln
30 g Blattspinat
je 2 Stiele Petersilie,
  Basilikum und Dill
1–2 EL Kürbiskernöl
2–3 TL Zitronensaft
Pfeffer aus der Mühle

Den Spitzkohl putzen und den Strunk herausschneiden. Den Kohl in feine Streifen schneiden, leicht salzen und mit den Händen etwas kneten. Die Gurke waschen, längs halbieren, entkernen und in Streifen hobeln. Die Avocado halbieren und den Stein entfernen. Die Hälften schälen und das Fruchtfleisch einer Hälfte quer in Scheiben schneiden. Die Paprika längs vierteln, entkernen, waschen und in feine Streifen schneiden. Die Frühlingszwiebeln putzen, waschen und schräg in schmale Ringe schneiden.

Für das Dressing den Spinat verlesen, waschen und trocken schleudern, grobe Stiele entfernen. Die Kräuter waschen und trocken schütteln. Vom Dill die Fähnchen, von Petersilie und Basilikum die Blätter abzupfen. Etwas davon zum Bestreuen beiseitelegen. Den Rest zusammen mit Spinat, übrigem Avocado-Fruchtfleisch und dem Öl im Standmixer fein pürieren. Das Dressing mit Zitronensaft, Salz und Pfeffer abschmecken.

Kohl, Gurke, Paprika, Avocadoscheiben und Frühlingszwiebeln in Schalen anrichten, mit dem Dressing beträufeln und mit den Kräutern garnieren.

TIPP Neben den Ballaststoffen des Spitzkohls tragen auch die Bitterstoffe der grünen Paprika zu einer gesunden Verdauung bei. Möchtest du den Eiweißanteil erhöhen, kannst du den Salat nach Belieben mit Tofu, Garnelen, Mozzarella oder Feta ergänzen.

PRO PORTION: CA. 362 KCAL, 1514 KJ, 7 G E, 29 G F, 9 G KH

6

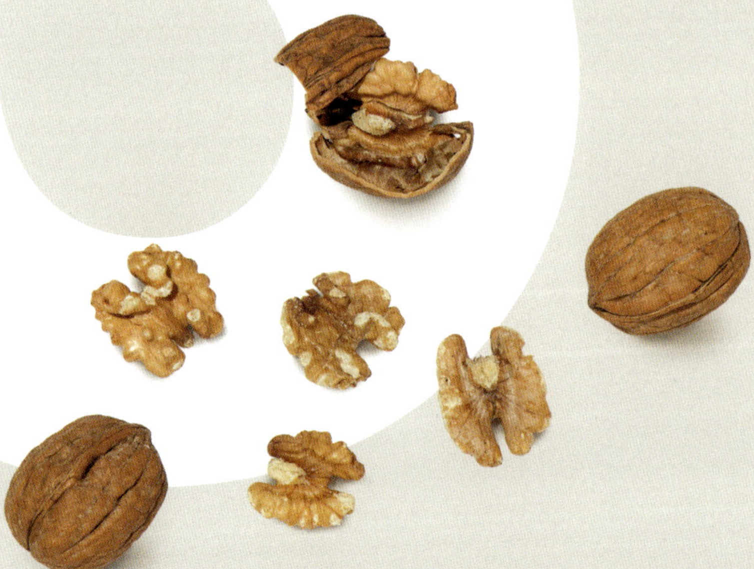

KAPITEL 6

BRAIN FUEL

Für starke Nerven und ein gutes Gedächtnis

BRAIN FUEL

Konzentration ist heute keine Selbstverständlichkeit mehr. Viele Menschen erleben ihren Alltag als mental anstrengend, selbst dann, wenn er äußerlich ruhig wirkt. Gedanken fühlen sich unstrukturiert an, die innere Klarheit fehlt, Reizbarkeit nimmt zu. Aufgaben, die früher leicht von der Hand gingen, kosten plötzlich unverhältnismäßig viel Energie. Das liegt nicht daran, dass wir weniger leistungsfähig geworden sind. Es liegt daran, dass unser Nervensystem dauerhaft gefordert ist. Arbeit, Familie, Organisation, Entscheidungen, digitale Reize. Oft läuft alles parallel. Das Gehirn ist ständig aktiv, bekommt dabei kaum echte Erholungsphasen.

Besonders im Alltag zeigt sich diese Belastung deutlich. Bei der Arbeit wechselt der Fokus zwischen Gesprächen, E-Mails, Terminen und To-dos. Zu Hause geht es weiter mit Verantwortung, Planung und emotionaler Präsenz. Viele Menschen, besonders Mütter, müssen gleichzeitig aufmerksam, flexibel und belastbar sein (Stichwort: Mental Load!). Ein überlastetes Nervensystem meldet sich oft leise. Nicht durch einen klaren Zusammenbruch, sondern durch Konzentrationsschwierigkeiten, Vergesslichkeit, innere Unruhe oder schnelle Gereiztheit. Gedanken wirken vernebelt, Entscheidungen fallen schwerer, Geduld fehlt. Man weiß, was zu tun wäre, kommt aber nicht richtig in die Umsetzung.

> *Mentale Pausen sind selten.*

Das Gehirn ist ein Hochleistungsorgan. Es steuert Denken, Erinnerung, Emotionen und Stressverarbeitung. Damit all das funktionieren kann, braucht es gezielte Unterstützung: Energie, Strukturbausteine und Schutz vor Überforderung.

Auch ich kenne Phasen, in denen Gedanken schwerfällig, die Nerven schnell angespannt waren und mentale Klarheit kaum erreichbar schien, nur zu gut. Rückblickend war es kein Mangel an Stärke, sondern ein Mangel an Versorgung und Entlastung. Ernährung spielt dabei eine zentrale Rolle. Nervenzellen sind von feinen Membranen umgeben, über die Informationen weitergeleitet werden. Damit diese Signalübertragung reibungslos funktioniert, müssen diese Strukturen beweglich und stabil zugleich sein.

Dauerstress ist einer der größten Gegenspieler mentaler Klarheit. Unter Stress schüttet der Körper vermehrt Cortisol aus. Kurzfristig erhöht dieses Hormon die

Aufmerksamkeit und stellt Energie bereit. Wird Stress jedoch chronisch, bleibt das Gehirn im Alarmzustand. In diesem Zustand verlagert sich der Fokus. Das Gehirn priorisiert Reaktion statt Verarbeitung. Kreativität, Gedächtnisleistung und klares Denken treten in den Hintergrund. Gedanken kreisen, Entscheidungen fallen schwerer, die Reizschwelle sinkt. Stress beeinflusst auch das Essverhalten. Viele greifen in belastenden Phasen zu schnellen Energiequellen oder zu viel Koffein. Das kann kurzfristig stimulieren, verstärkt jedoch häufig Unruhe, Nervosität und Blutzuckerschwankungen. Das Nervensystem wird weiter gereizt statt reguliert.

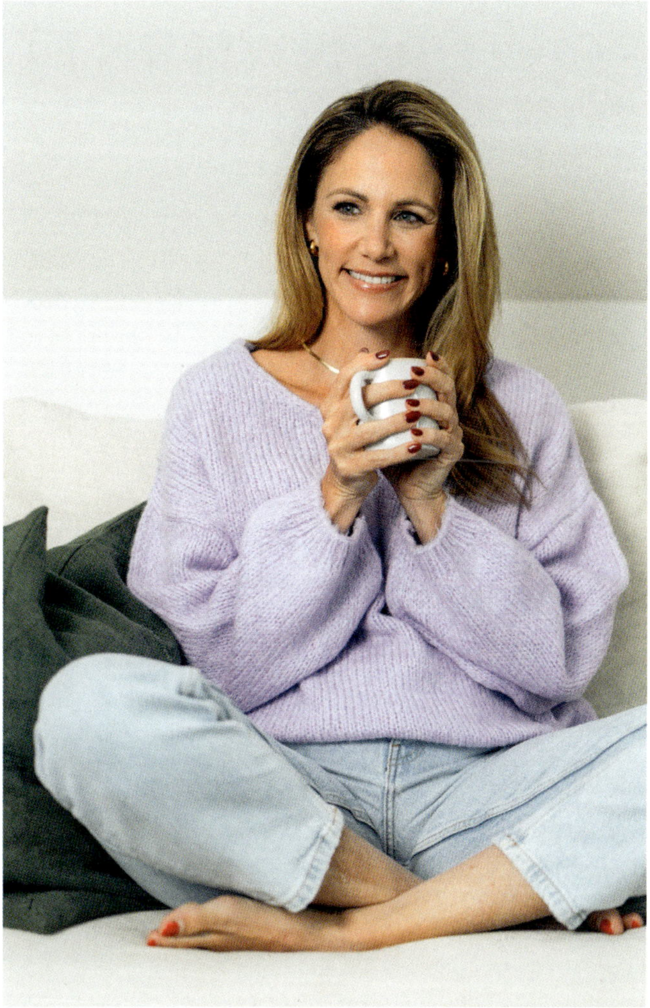

Im Alltag arbeitet ein gut versorgtes Gehirn spürbar anders. Gedanken ordnen sich leichter, Reaktionen werden ruhiger, der Fokus hält länger an. Aufgaben fühlen sich strukturierter an, Entscheidungen klarer und weniger anstrengend. Ein stabiles Nervensystem ist kein Luxus. Es ist die Voraussetzung dafür, den Alltag zu bewältigen, ohne sich selbst zu verlieren. Klar denken zu können, bedeutet nicht, alles gleichzeitig zu schaffen. Es bedeutet, präsent zu bleiben für das, was gerade wichtig ist.

Die meisten Menschen spüren schnell einen Unterschied, wenn sie ihr Gehirn gezielt versorgen. Gedanken fühlen sich sortierter an, innere Unruhe nimmt ab, der Kopf wirkt frischer und weniger überladen. Diese Effekte entstehen nicht durch ein einzelnes Lebensmittel, sondern durch die Kombination aus stabiler Energieversorgung und entzündungshemmenden Nährstoffen. Meine Rezepte zielen genau darauf ab: Sie kombinieren Lebensmittel, die das Nervensystem unterstützen, ohne es zu überfordern.

POWER-NÄHRSTOFFE FÜRS GEHIRN

OMEGA-3-FETTSÄUREN

Lebensmittel wie Walnüsse und Leinsamen liefern wertvolle Omega-3-Fettsäuren, die eine zentrale Rolle für die Kommunikation zwischen Nervenzellen spielen. Sie unterstützen die Flexibilität der Zellmembranen und tragen dazu bei, dass Reize effizient verarbeitet werden können. Ein gut versorgtes Gehirn reagiert stabiler auf Belastung, Gedanken bleiben klarer, der Fokus hält länger an.

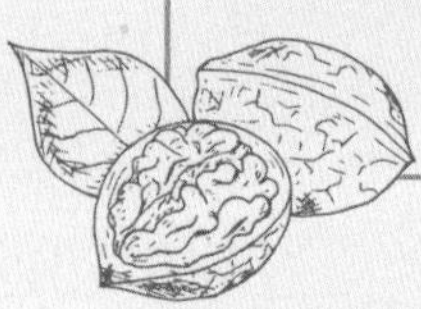

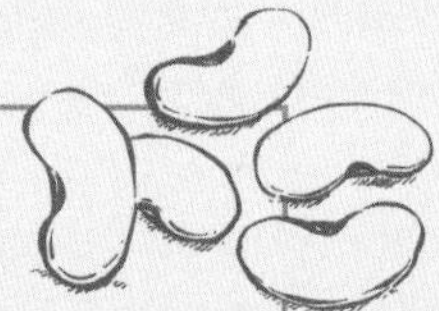

PFLANZLICHE PROTEINQUELLEN

Bohnen oder Tempeh beispielsweise sind für die mentale Leistungsfähigkeit relevant. Sie liefern Aminosäuren, die für die Bildung von Neurotransmittern benötigt werden. Diese Botenstoffe beeinflussen Konzentration, Gedächtnis und emotionale Ausgeglichenheit. Fehlen sie, kann sich das in schneller mentaler Ermüdung oder verminderter Belastbarkeit zeigen.

KOMPLEXE KOHLENHYDRATE

Haferflocken liefern komplexe Kohlenhydrate, die dem Gehirn gleichmäßig Energie zur Verfügung stellen. Das hilft, Konzentration über längere Zeit aufrechtzuerhalten und Blutzuckerschwankungen zu vermeiden, die sich sonst in Unruhe oder mentaler Erschöpfung bemerkbar machen können.

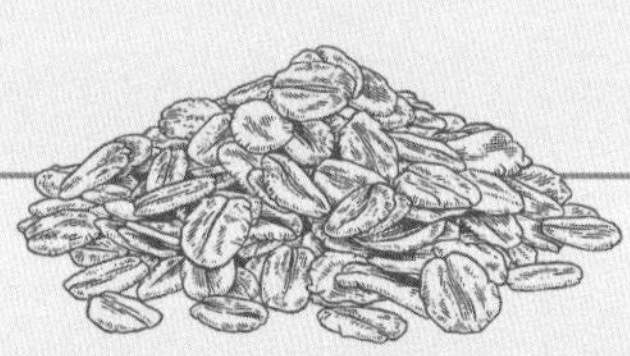

GESUNDE FETTE

Avocados, Kürbiskerne und Sonnenblumenkerne versorgen das Gehirn mit gesunden Fetten, Magnesium und weiteren Mikronährstoffen, die an der Stressregulation beteiligt sind. Sie unterstützen die Nervenfunktion und tragen dazu bei, Reizüberflutung besser abzufedern.

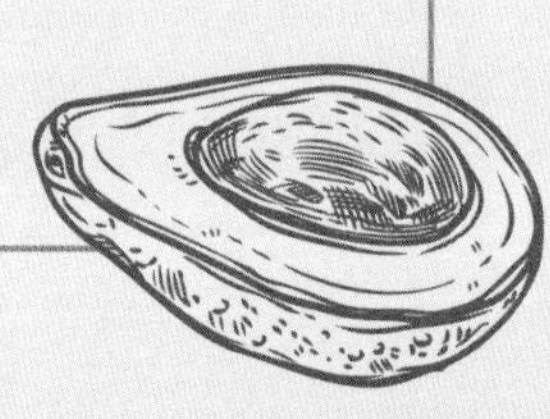

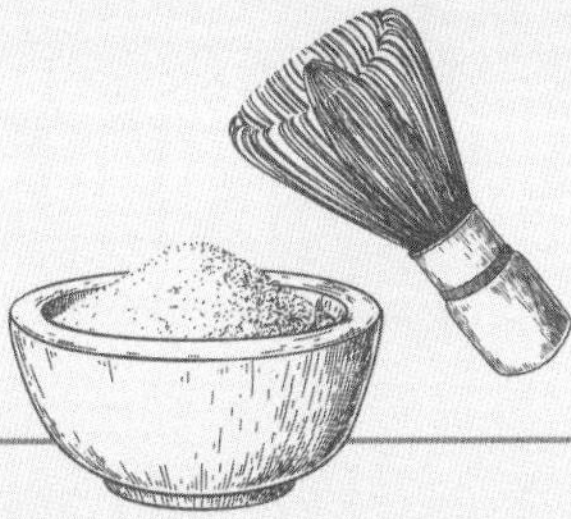

KOFFEIN UND L-THEANIN

Matcha wirkt gezielt stimulierend, ohne das Nervensystem zu überfordern. Durch die Kombination aus Koffein und L-Theanin entsteht eine wache, fokussierte Aufmerksamkeit, die sich ruhig und stabil anfühlt. Koffein kann die Konzentration steigern, sollte jedoch bewusst eingesetzt werden. Kaffee wirkt schnell stimulierend, während grüner Tee und Matcha zusätzlich L-Theanin enthalten. Diese Kombination fördert eine wache, aber ausgeglichene Aufmerksamkeit. Gedanken bleiben klar, ohne das Nervensystem zu überreizen.

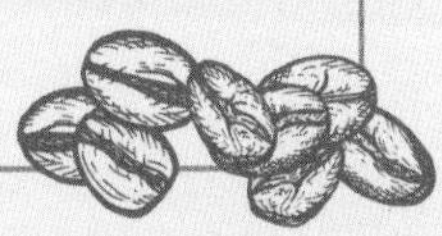

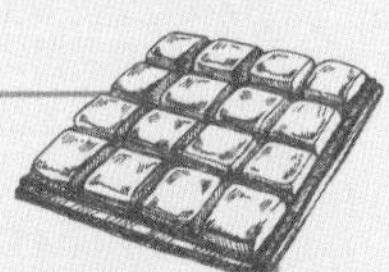

POLYPHENOLE

Beeren, dunkle Schokolade, grüner Tee und Matcha liefern Polyphenole in hoher Konzentration und können die geistige Klarheit unterstützen. Viele erleben nach solchen Mahlzeiten oder Getränken ein wacher wirkendes, aber zugleich ruhigeres Denken.

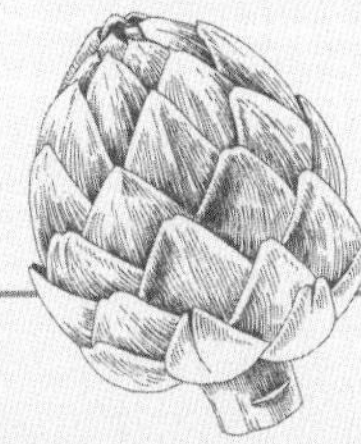

B-VITAMINE

Auch B-Vitamine sind für das Nervensystem unverzichtbar. Sie unterstützen die Energiegewinnung im Gehirn und helfen bei der Reizverarbeitung. Besonders in stressreichen Phasen steigt der Bedarf. Eine Ernährung mit Hülsenfrüchten, grünem Gemüse und hochwertigen Eiweißquellen kann spürbar stabilisierend wirken.

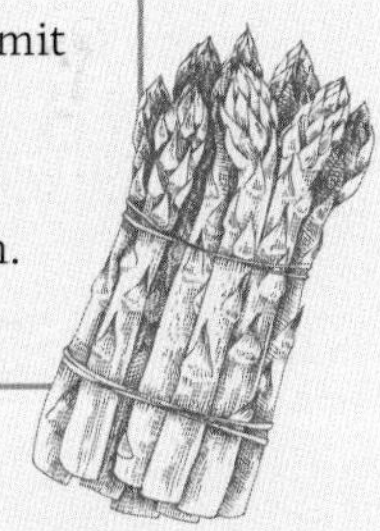

CHOLIN

Cholin wird oft unterschätzt. Dabei ist es essenziell für Lernprozesse und die Funktion des Nervensystems. Ein Mangel kann sich in mentaler Erschöpfung, innerer Unruhe oder Konzentrationsproblemen zeigen. Neben Eiern liefern auch Hülsenfrüchte (z.B. Sojabohnen) und Leinsamen relevante Mengen.

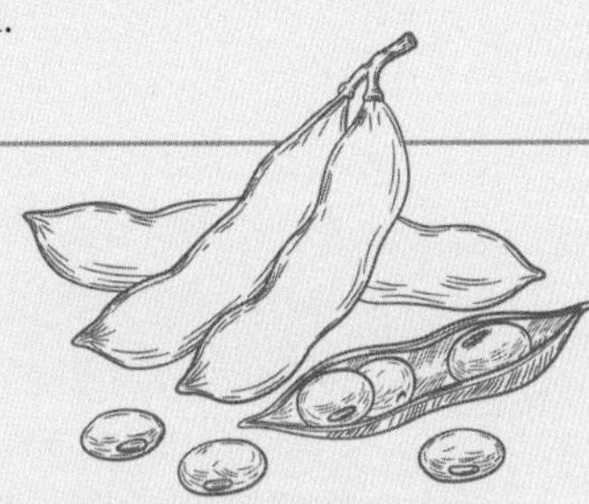

ALMOND-MATCHA-LATTE

FÜR 2 PERSONEN
15 MINUTEN
VEGAN, GLUTENFREI, LAKTOSEFREI

1 geh. TL Matcha-Pulver (4 g)
400 ml Mandeldrink (ungesüßt)
1 TL Agavendicksaft
Salz

Für den Matcha-Aufguss 100 ml Wasser aufkochen und auf 80 °C abkühlen lassen. Das Matcha-Pulver fein sieben und mit 1 EL kaltem Wasser verrühren. Mit dem abgekühlten Wasser schaumig rühren.

Den Mandeldrink mit dem Agavendicksaft und 1 Prise Salz in einem kleinen Topf erwärmen und mit dem Schneebesen schaumig schlagen (alternativ einen Milchaufschäumer verwenden).

Den gesüßten Mandeldrink in große Gläser füllen, den Matcha-Tee dazugießen und sofort genießen.

TIPP Regelmäßig genossen, wirkt Matcha-Tee entspannend, pflegt die Haut von innen heraus und stärkt die Abwehrkräfte.

PRO PORTION: CA. 54 KCAL, 230 KJ, 1 G E, 2 G F, 8 G KH

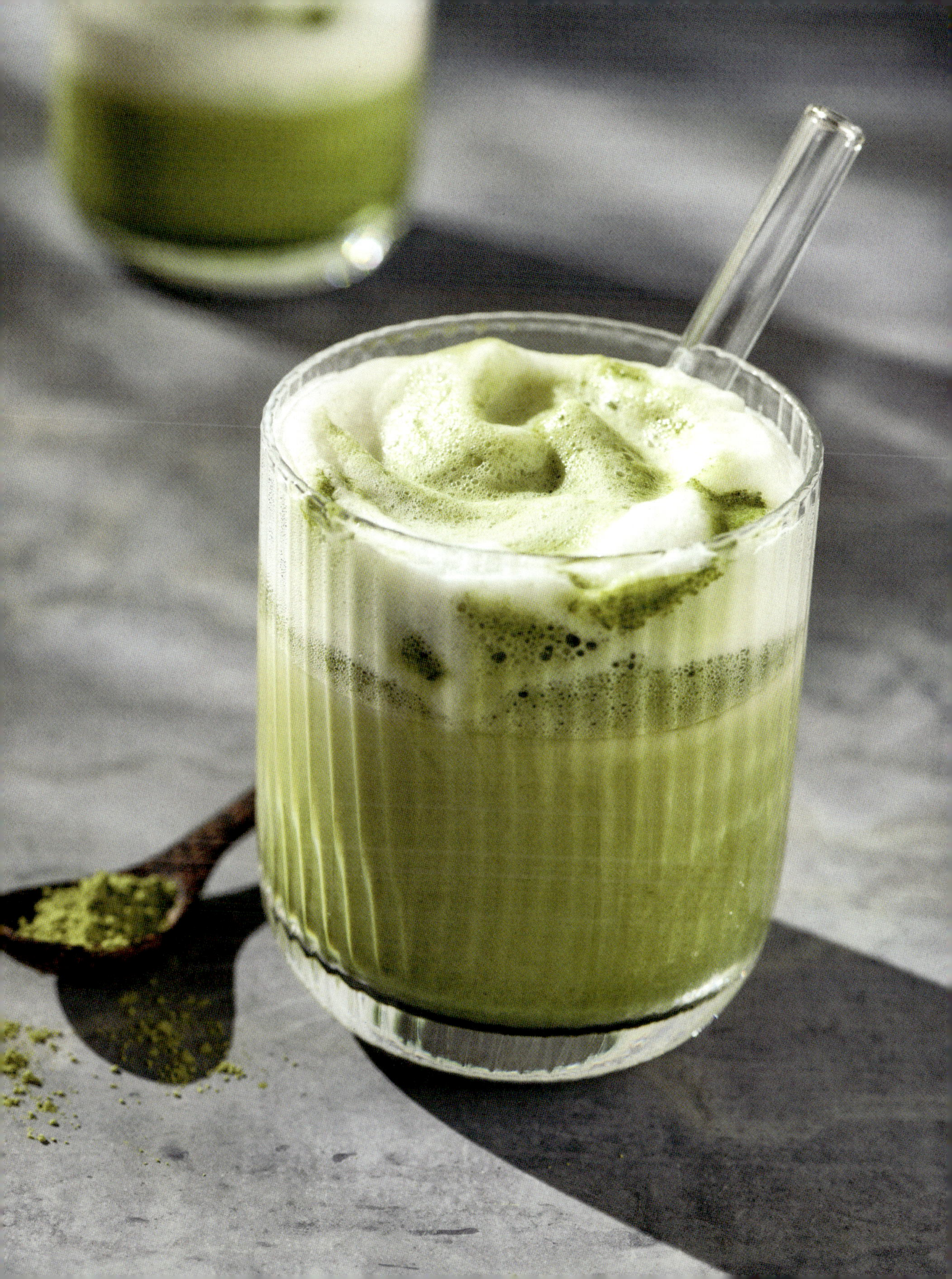

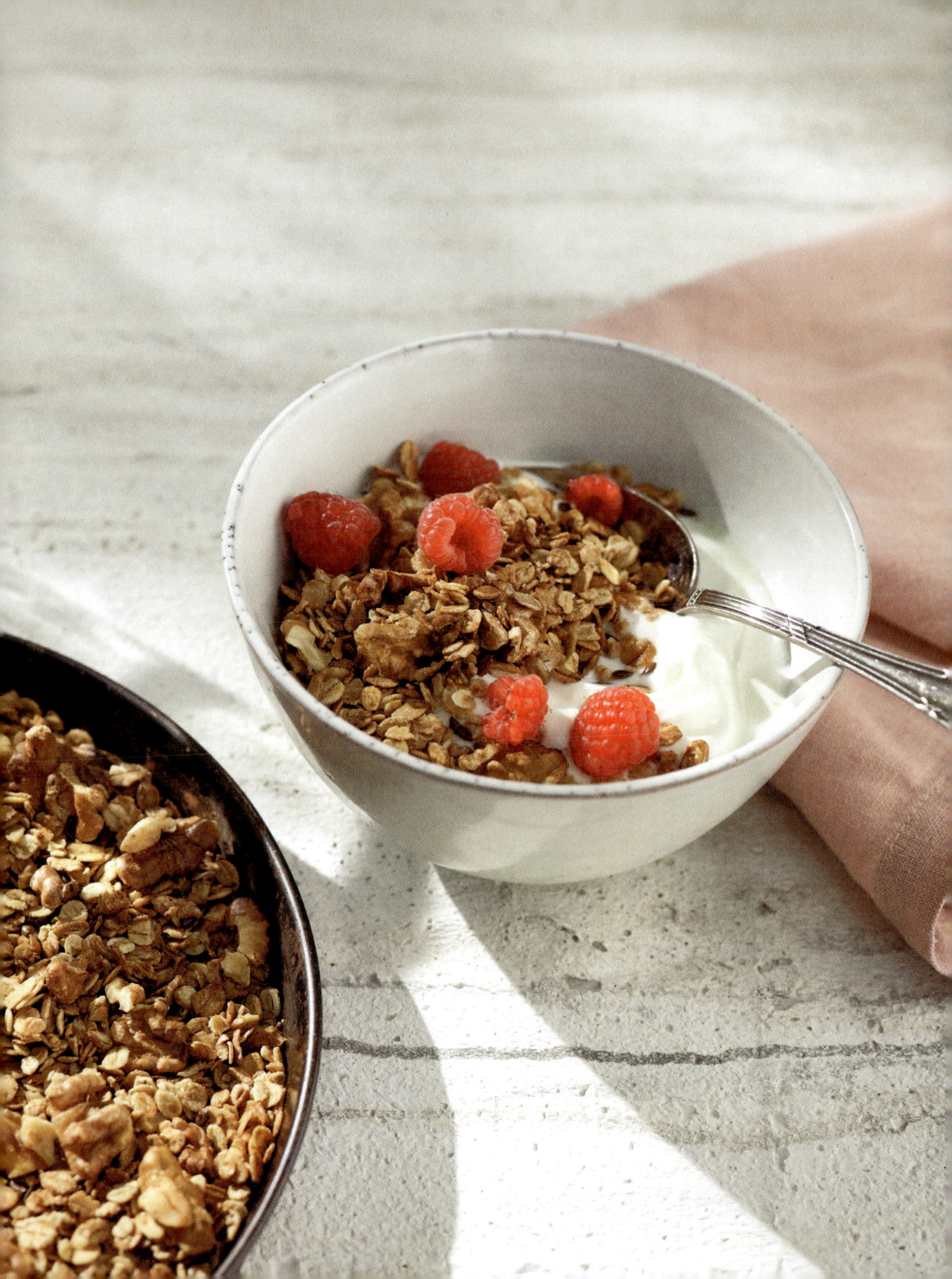

GRANOLA
MIT ZIMT UND TONKABOHNE

ERGIBT CA. 320 G
20 MINUTEN
VEGAN, LAKTOSEFREI

- 5 EL Walnusskerne
- 150 g 5-Korn-Flocken
- 5 EL zarte Haferflocken
- 3 EL Leinsamen
- 2 EL Rapsöl
- 2 EL Ahornsirup
- 1 TL Zimtpulver
- geriebene Tonkabohne
- Salz

Den Backofen auf 180 °C Ober-/Unterhitze vorheizen und ein Backblech mit Backpapier auslegen. Die Walnusskerne grob hacken.

Alle Zutaten in einer Schüssel mit je 1 Prise Tonkabohne und Salz vermischen und auf dem Backblech verteilen. Das Granola im Ofen auf der mittleren Schiene etwa 12 Minuten backen.

Anschließend das Blech auf ein Kuchengitter stellen und das Granola abkühlen lassen. In Schraubgläsern aufbewahrt, hält es sich mehrere Wochen.

TIPP Für Naschkatzen ist Granola ein willkommener ballaststoffreicher Snack. Es macht aber auch auf Müsli, Joghurt oder Milchreis etwas her. Statt Ahornsirup kannst du alternativ 2 Esslöffel Dattelpaste mit 1 Esslöffel Kokosöl verwenden. So lässt sich die Süße je nach Geschmack und Verträglichkeit variieren.

PRO PORTION (CA. 40 G): CA. 181 KCAL, 760 KJ, 5 G E, 9 G F, 17 G KH

SPARGEL-KRÄUTER-SALAT

MIT TEMPEH

FÜR 2 PERSONEN
35 MINUTEN
VEGAN, GLUTENFREI,
LAKTOSEFREI

Für den Tempeh:
200 g Tempeh
2 EL Sojasauce
1TL Dattelsirup
1 EL Rapsöl

Für den Salat:
300 g grüner Spargel
3 Frühlingszwiebeln
30 g Dill
30 g Kerbel
5 EL Olivenöl
Salz
Zucker
2–3 EL Zitronensaft
Pfeffer aus der Mühle

Zum Garnieren:
Him- oder Brombeeren

Den Tempeh in Scheiben schneiden. Die Sojasauce und den Dattelsirup in einem tiefen Teller verrühren und den Tempeh darin etwa 20 Minuten marinieren.

Inzwischen für den Salat den Spargel waschen, im unteren Drittel schälen und die holzigen Enden abschneiden. Die Stangen in lange Stücke schneiden. Die Frühlingszwiebeln putzen, waschen und in Ringe schneiden. Die Kräuter waschen, trocken schütteln und zerzupfen. In einer Pfanne 2 EL Olivenöl erhitzen und den Spargel darin bei mittlerer Hitze etwa 7 Minuten anbraten. Dabei gelegentlich wenden und mit Salz und 1 Prise Zucker würzen.

Spargel, Frühlingszwiebeln und Kräuter in einer Schüssel mischen. Den Salat mit dem restlichen Olivenöl (3 EL), Zitronensaft, Salz und Pfeffer anmachen. Die Beeren verlesen, waschen, trocken tupfen und nach Belieben klein schneiden.

Für den Tempeh das Rapsöl in einer Pfanne erhitzen und den Tempeh darin von jeder Seite bei mittlerer Hitze etwa 3 Minuten braten. Den Salat auf Teller verteilen, den Tempeh darauf anrichten und das Ganze mit den Beeren garnieren.

TIPP Bei der Herstellung von Tempeh werden die Sojabohnen mit einem Edelpilz fermentiert, wodurch die enthaltenen Proteine für unseren Körper leicht verwertbar sind.

PRO PORTION: CA. 523 KCAL, 2188 KJ, 25 G E, 38 G F, 12 G KH

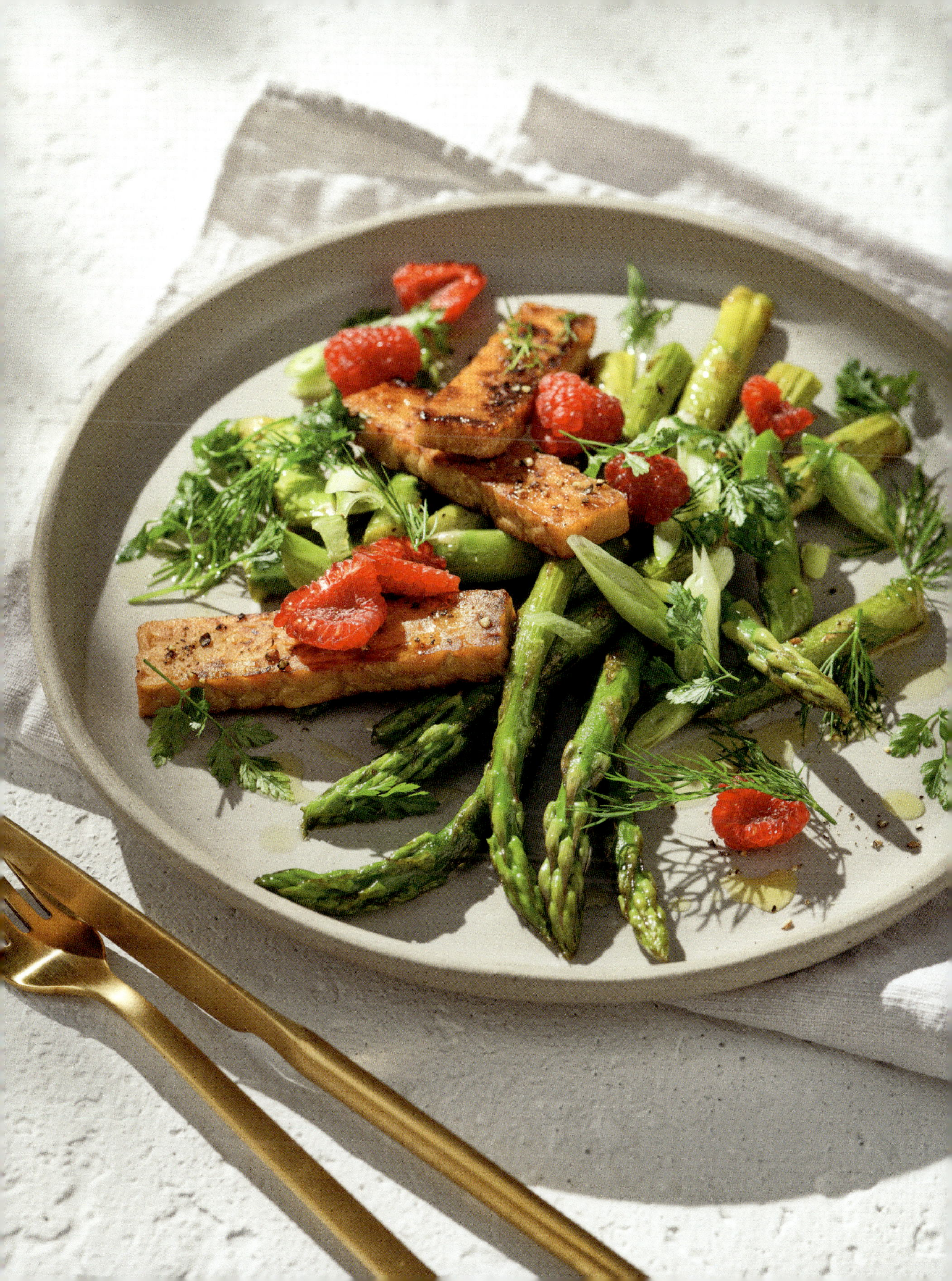

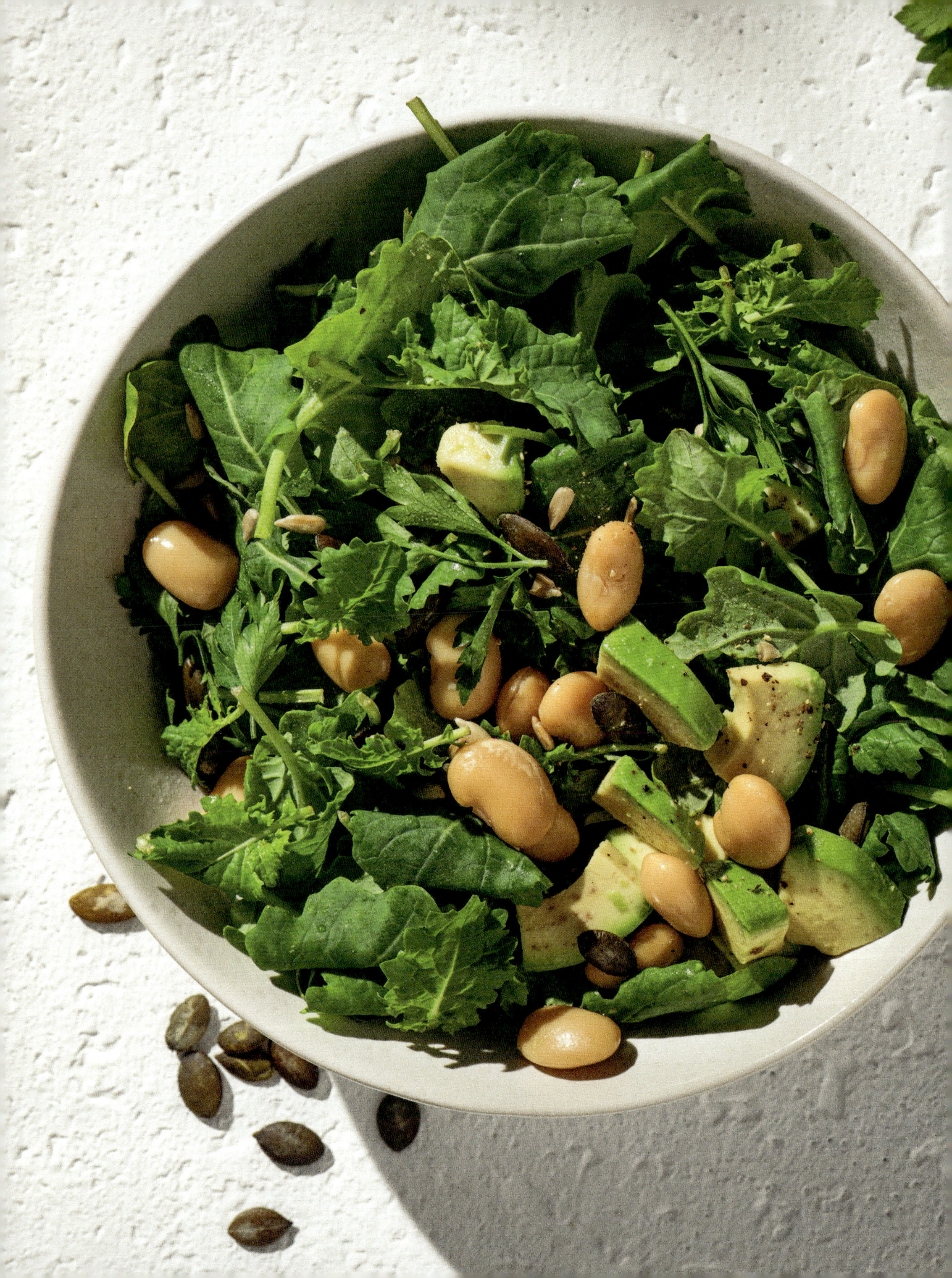

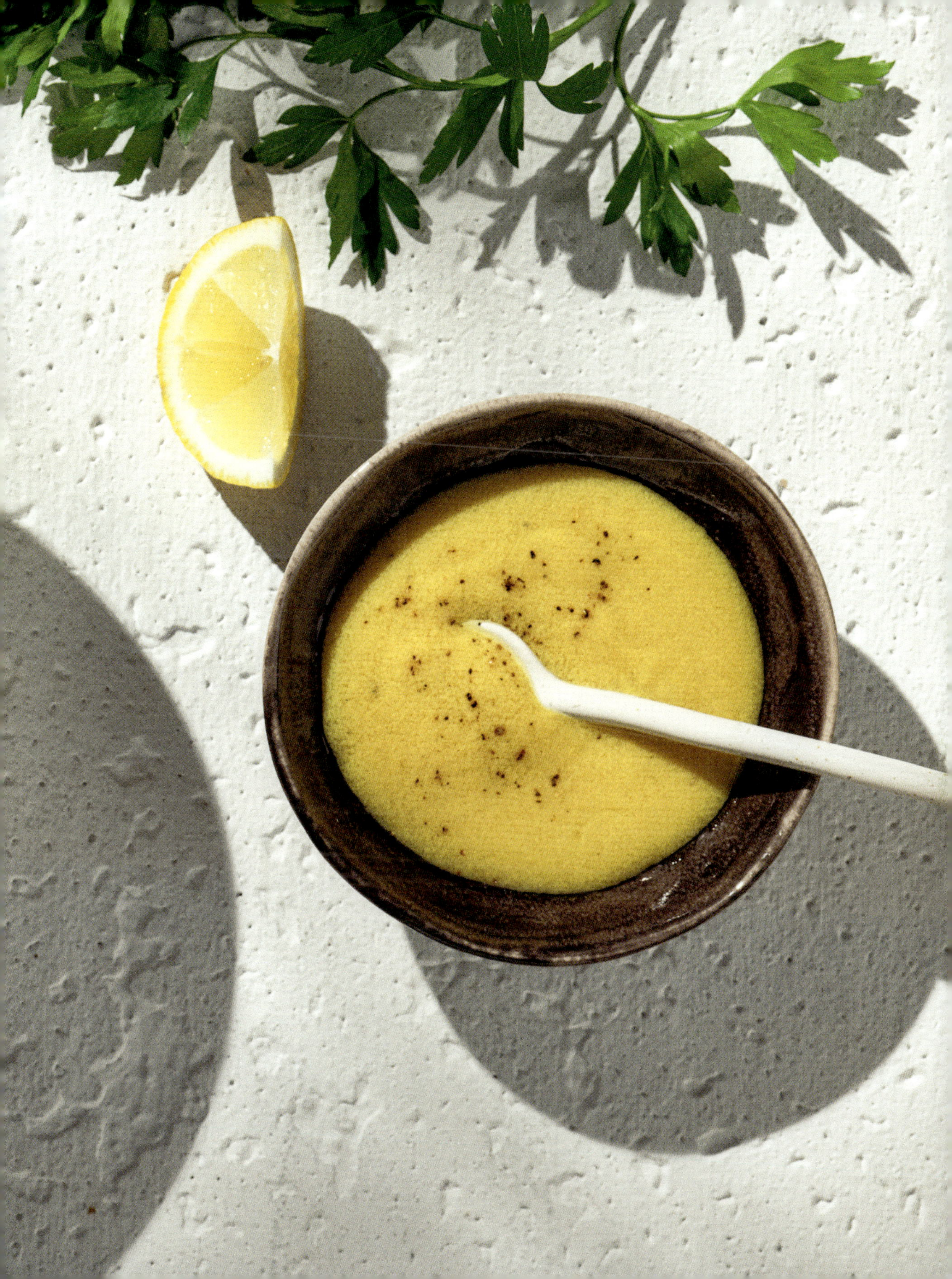

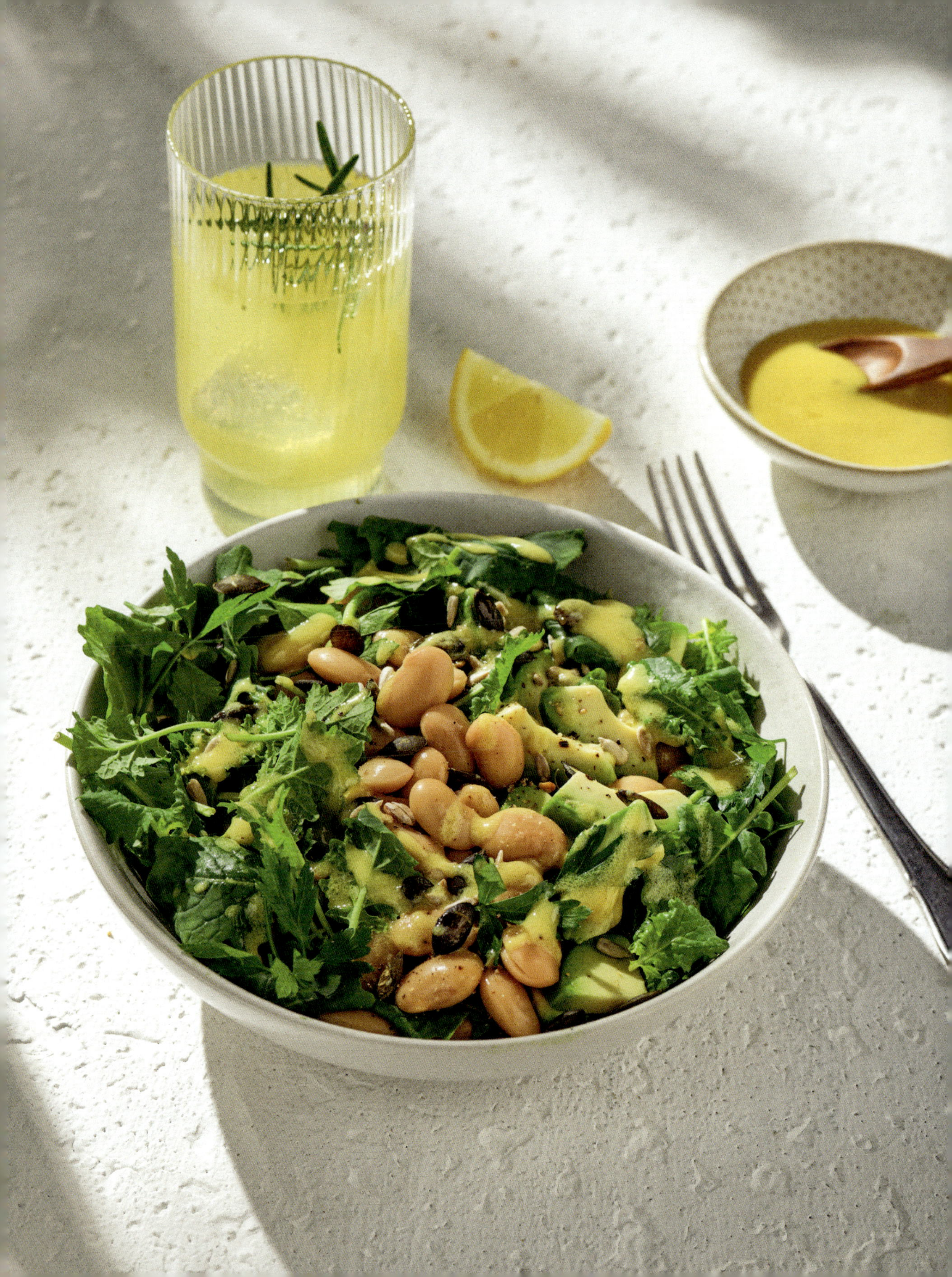

GRÜNKOHL-AVOCADO-BOWL

FÜR 2 PERSONEN
30 MINUTEN
VEGAN, GLUTENFREI, LAKTOSEFREI

- 2 EL Sonnenblumenkerne
- 2 EL Kürbiskerne
- 1–2 EL Ahornsirup
- 3 EL mittelscharfer Senf
- 2–3 EL Zitronensaft
- 3–4 EL Sonnenblumenöl
- Salz
- Pfeffer aus der Mühle
- 150 g junger Grünkohl
- 2 kleine reife Avocados
- 240 g Riesenbohnen (aus der Dose)
- 5 Stiele Petersilie

Die Sonnenblumen- und Kürbiskerne nacheinander in einer Pfanne ohne Fett anrösten. Für das Dressing Ahornsirup, Senf, Zitronensaft und Öl verrühren und mit Salz und Pfeffer abschmecken.

Den Grünkohl putzen, waschen, trocken schleudern und die dicken Blattrippen entfernen. Die Avocados halbieren und den Stein entfernen. Die Hälften schälen und das Fruchtfleisch in Scheiben schneiden. Die Riesenbohnen in ein Sieb abgießen, kalt abbrausen und abtropfen lassen. Die Petersilie waschen, trocken schütteln, die Blätter abzupfen und grob hacken.

Kohl, Avocados und Bohnen in Schalen anrichten und das Dressing darüberträufeln. Die Salat-Bowls mit Petersilie und gerösteten Kernen garnieren.

TIPP Wer Sport macht, braucht viel Magnesium, etwa aus Riesenbohnen. Dosenware lässt sich super lagern und ist für schnelle Gerichte ideal.

PRO PORTION: CA. 925 KCAL, 3874 KJ, 25 G E, 75 G F, 29 G KH

7

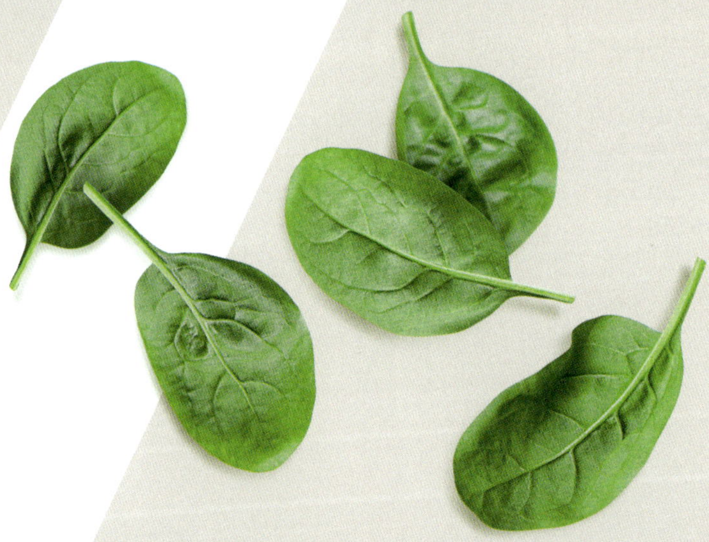

KAPITEL 7

ENERGY BOOSTER

Voller Energie durch den Alltag

ENERGY BOOSTER

Energiegeladen aufzuwachen und motiviert in den Tag zu starten – für viele Menschen heute kaum mehr denkbar. Trägheit, Erschöpfung und Antriebslosigkeit gehören zum Alltag. Nicht als Ausnahme, sondern als Grundzustand. Man kommt morgens schwer in Gang, fühlt sich tagsüber schnell ausgelaugt und hat abends das Gefühl, kaum mehr Kraftreserven zu haben. Schon einfache Aufgaben wirken anstrengend, der Körper schwer, der Kopf müde. Oft wird diese Erschöpfung als fehlende Disziplin, als mangelnde Motivation oder als Zeichen von Faulheit gesehen. Viele glauben, sie müssten sich einfach mehr zusammenreißen. Doch Energie ist keine Charakterfrage. Sie ist ein körperlicher Zustand und hängt stärker mit Ernährung zusammen, als vielen von uns bewusst ist.

Jede Bewegung, jeder Gedanke, jede Entscheidung benötigt Brennstoff. Wird dieser nicht in der richtigen Form zugeführt, entsteht kein stabiles Energielevel, sondern ein ständiges Auf und Ab. Kurze Hochs wechseln sich mit Einbrüchen ab. Müdigkeit tritt auf, obwohl ausreichend geschlafen wurde. Erschöpfung bleibt, obwohl man sich eigentlich schont. Unsere Energie entsteht auf Zellebene. Jede Zelle benötigt Nährstoffe, um aus Nahrung verwertbare Energie zu gewinnen. Dafür braucht es stabile Blutzuckerwerte, funktionierende Stoffwechselprozesse und ausreichend Mineralstoffe. Fehlen diese Grundlagen, fühlen sich selbst Kleinigkeiten wie ein Kraftakt an.

> ”
> *Unser Körper produziert Energie nicht aus dem Nichts.*

Gerade Menschen, die abnehmen möchten, meinen oft, durch Verzicht und Kontrolle zum Ziel zu kommen: weniger Essen, mehr Disziplin. Dabei wird oft übersehen, dass ein Körper ohne Energie kaum in der Lage ist, sich nachhaltig zu verändern. Der Gedanke lautet häufig: Erst abnehmen, dann fühle ich mich besser. In der Praxis aber funktioniert es genau umgekehrt. Ein erschöpfter Körper hält fest. Nicht aus Widerstand, sondern aus Schutz. Sinkt die verfügbare Energie, reduziert der Organismus unbewusst alle Prozesse, die nicht überlebensnotwendig sind. Bewegung fühlt sich anstrengend an, Sport wird zur Überwindung, jede noch so geringe Alltagsaktivität kostet Kraft. Veränderung wird dadurch nicht leichter, sondern schwerer.

Auch ich kenne diesen Zustand sehr gut. Lange Zeit habe ich mich willenlos gefühlt, träge, wie ausgebremst. Ich dachte, es liegt an mir. Dass ich nicht belastbar genug bin, nicht organisiert genug, nicht diszipliniert genug. Erst rückblickend wurde mir klar, dass mein Körper nicht zu wenig bekommen hatte, sondern das Falsche. Nicht die Menge war das Problem, sondern die Qualität der Versorgung.

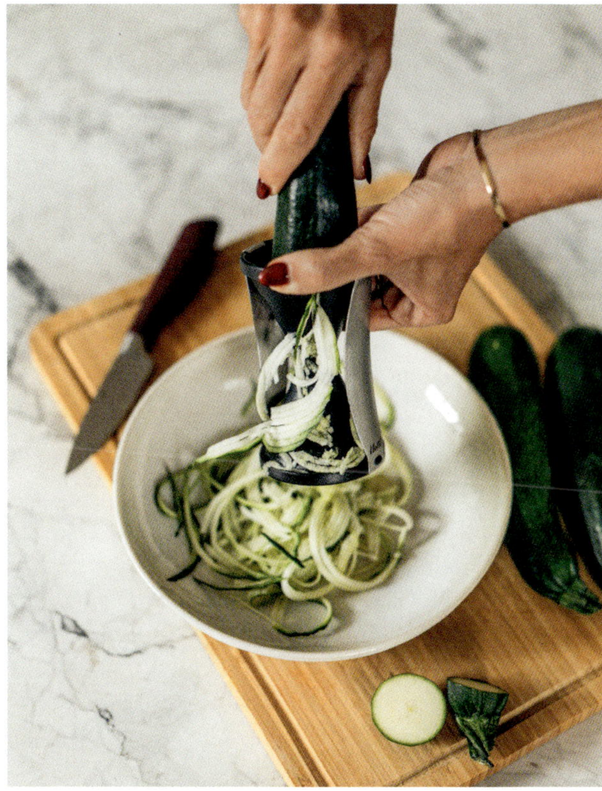

Erst als ich meinen Fokus von Gewicht auf Energie verschoben habe, hat sich etwas verändert. Der Körper fühlte sich wieder beweglicher an. Ich hatte mehr Lust, mich zu bewegen, nicht aus Zwang, sondern aus einem inneren Impuls heraus. Kleine Aktivitäten fühlten sich machbar an. Der Widerstand wurde weniger.

Ein Körper mit Energie fühlt sich präsenter, belastbarer und stabiler an. Bewegung wird nicht mehr als Strafe erlebt, sondern als Möglichkeit. Energie schafft die Grundlage für Umsetzung, für Aktivität und für einen funktionierenden Stoffwechsel. Es verändert den gesamten Kreislauf. Wer sich versorgt fühlt, bewegt sich mehr, oft ganz selbstverständlich. Die Durchblutung verbessert sich, der Stoffwechsel wird aktiver, der Umgang mit Nahrung entspannter. Abnehmen wird dadurch nicht zum Hauptziel, sondern zur Folge. Energie ist kein Zustand, den man erzwingen kann. Sie ist das Ergebnis eines Körpers, der versorgt ist. Wenn Essen nicht nur satt macht, sondern nährt, verändert sich der Alltag spürbar. Nicht, weil plötzlich alles leichter ist, sondern weil der Körper die Kraft hat mitzugehen. Voller Energie durch den Alltag zu gehen, bedeutet nicht, ständig leistungsbereit zu sein. Es bedeutet, sich nicht dauerhaft erschöpft zu fühlen. Den eigenen Körper nicht als Hindernis zu erleben, sondern als Grundlage.

Meine Energy-Booster-Rezepte kombinieren komplexe Kohlenhydrate, pflanzliches Protein, Mineralstoffe und gesunde Fette so, dass Energie nicht nur erzeugt, sondern auch gehalten werden kann.

SO WIRD ERNÄHRUNG ZUM ENERGIEKICK

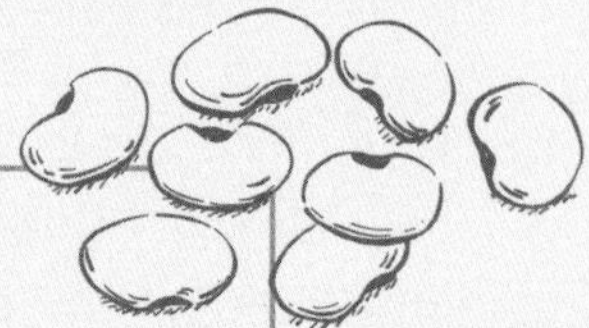

KOMPLEXE KOHLENHYDRATE

Komplexe Kohlenhydrate spielen eine zentrale Rolle. Sie liefern dem Körper gleichmäßig Energie, ohne starke Blutzuckerschwankungen auszulösen. Lebensmittel wie Gemüse, Hülsenfrüchte oder Vollkorngetreide sorgen dafür, dass Energie über Stunden verfügbar bleibt. Das äußert sich in mehr Ausdauer, weniger Leistungseinbrüchen und einer stabileren Belastbarkeit.

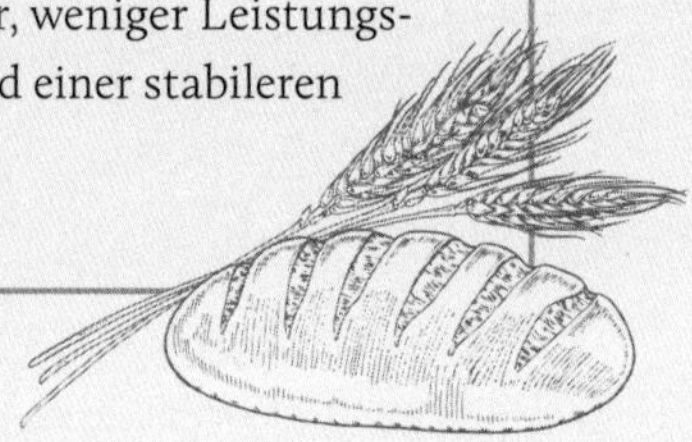

PROTEINE

Auch Proteine sind für die Energie entscheidend. Sie liefern nicht nur Baustoffe für Muskeln, sondern sind an vielen Prozessen beteiligt, die Energie überhaupt nutzbar machen. Pflanzliche Proteinquellen wie rote Linsen, Bohnen oder Nüsse unterstützen den Körper dabei, Kraft aufzubauen und zu halten. Ohne ausreichend Protein fehlt die Grundlage für Stabilität und Umsetzung.

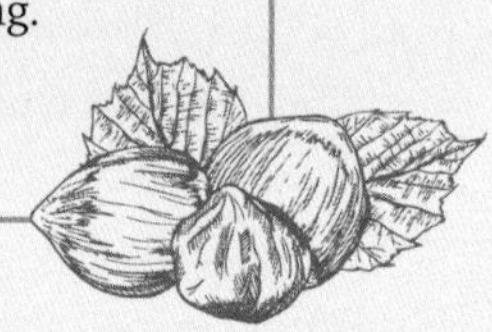

MINERALSTOFFE

Mineralstoffe sind ein weiterer Schlüssel. Magnesium ist an zahlreichen Stoffwechselprozessen beteiligt, darunter auch an der Energiegewinnung. Ein Mangel kann sich in Müdigkeit, Muskelerschöpfung und innerer Schwäche zeigen. Sonnenblumenkerne, Nüsse und grünes Blattgemüse wie Spinat liefern Magnesium und unterstützen damit die körperliche Leistungsfähigkeit.

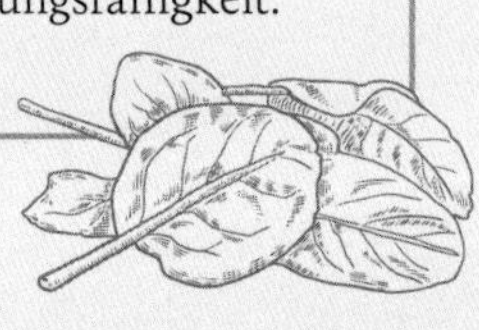

COENZYM Q10

Ein weiterer Faktor für Energie ist Coenzym Q10. Es ist direkt an der Energieproduktion in den Mitochondrien beteiligt, den Kraftwerken der Zellen. Sinkt die körpereigene Produktion, etwa durch chronische Belastung, fühlt sich der Körper schneller erschöpft. Nüsse, Samen und hochwertige pflanzliche Öle können die Versorgung unterstützen.

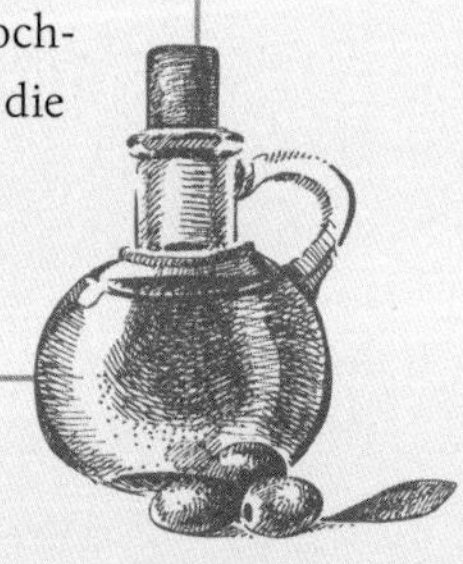

GESUNDE FETTE

Die Qualität der Fette beeinflusst das Energielevel. Avocado, Rapsöl und Walnüsse liefern Fettsäuren, die den Zellstoffwechsel unterstützen und Entzündungsprozesse regulieren. Ein Körper, der permanent mit stillen Entzündungen beschäftigt ist, verbraucht Energie für Reparatur statt für Leistung. Wird diese Belastung reduziert, steht mehr Kraft für den Alltag zur Verfügung.

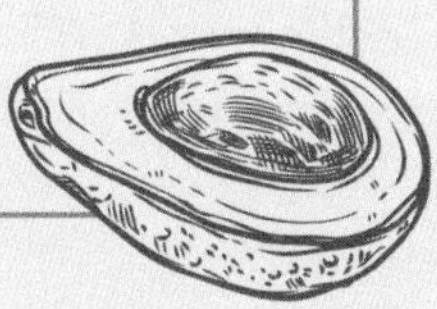

EISEN

Auch Eisen spielt in Sachen Energie eine wichtige Rolle. Es ist notwendig für den Sauerstofftransport im Blut. Wird zu wenig Sauerstoff zu den Zellen transportiert, läuft die Energieproduktion auf Sparflamme. Müdigkeit, Kurzatmigkeit und Leistungseinbrüche können die Folge sein. Pflanzliches Eisen (z.B. aus Haferflocken oder Kürbiskernen) wird in Kombination mit Vitamin C besser aufgenommen.

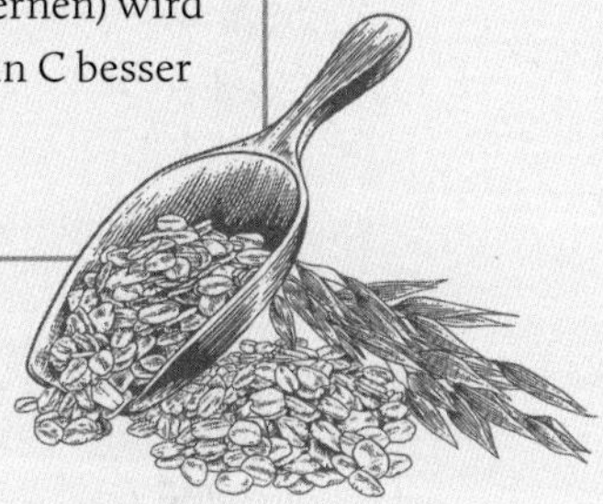

KALIUM

Kalium reguliert den Flüssigkeitshaushalt der Zellen und ist entscheidend für die Reizweiterleitung in Muskeln und Nerven. Fehlt Kalium, fühlen sich Bewegungen schwer an, die Muskeln ermüden schneller. Spinat, Kürbis und Bananen liefern Kalium und helfen, Energie im Körper verfügbar zu halten.

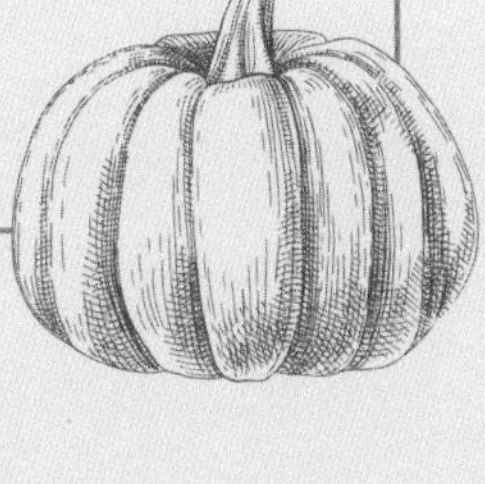

SPINAT-KÜRBIS-LASAGNE

FÜR 2 PERSONEN
1 ½ STUNDEN
VEGETARISCH

350 g TK-Blattspinat
2 Zwiebeln
600 g Hokkaidokürbis
6 EL Olivenöl
100 g Sahne
Salz
Pfeffer aus der Mühle
frisch geriebene Muskatnuss
60 g Sonnenblumenkerne
100 ml Gemüsebrühe
gemahlener Koriander
Zimtpulver
8 Lasagneplatten
150 g Schafskäse

Den Spinat antauen lassen. Die Zwiebeln schälen und in kleine Würfel schneiden. Den Kürbis waschen, vierteln und die Kerne mit einem Löffel entfernen. Die Viertel erst in Spalten, dann quer in dünne Scheiben schneiden.

In einem Topf 3 EL Olivenöl erhitzen und die Hälfte der Zwiebeln darin bei mittlerer Hitze 2 Minuten andünsten. Den abgetropften Spinat dazugeben und 3 Minuten mitgaren. Die Sahne hinzufügen und aufkochen. Alles mit Salz, Pfeffer und 1 Prise Muskatnuss würzen und vom Herd nehmen.

Inzwischen in einer Pfanne 4 EL Sonnenblumenkerne goldbraun anrösten. In einem zweiten Topf 2 EL Olivenöl erhitzen und Kürbis sowie restliche Zwiebeln darin zugedeckt bei mittlerer Hitze 2 Minuten andünsten. Die Brühe angießen, aufkochen und alles 4 Minuten garen. Den Kürbis mit dem Kartoffelstampfer grob zerdrücken und die Sonnenblumenkerne unterheben. Alles mit Salz, Pfeffer und je 2 Prisen Koriander und Zimt abschmecken.

Den Backofen auf 200 °C Ober-/Unterhitze vorheizen. Eine Kastenform (etwa 25 × 11 cm) mit Lasagneplatten auslegen. Ein Drittel der Kürbismasse darauf verteilen und mit Lasagneplatten bedecken. Darauf die Hälfte der Spinatmasse und wieder Lasagneplatten geben. Danach ein Drittel Kürbis, Lasagneplatten, Spinat, Lasagneplatten und Kürbis.

Den Schafskäse zerbröseln und mit den übrigen Sonnenblumenkernen auf die Lasagne geben. Diese mit dem restlichen Olivenöl (1 EL) beträufeln und im Ofen auf der mittleren Schiene etwa 50 Minuten backen. Vor dem Anschneiden 10 Minuten stehen lassen.

TIPP Schon etwa 150 g Hokkaidokürbis decken den täglichen Bedarf an Vitamin A, welches unsere Hautgesundheit und die Sehkraft unterstützt.

PRO PORTION: CA. 1232 KCAL, 5160 KJ, 37 G E, 82 G F, 79 G KH

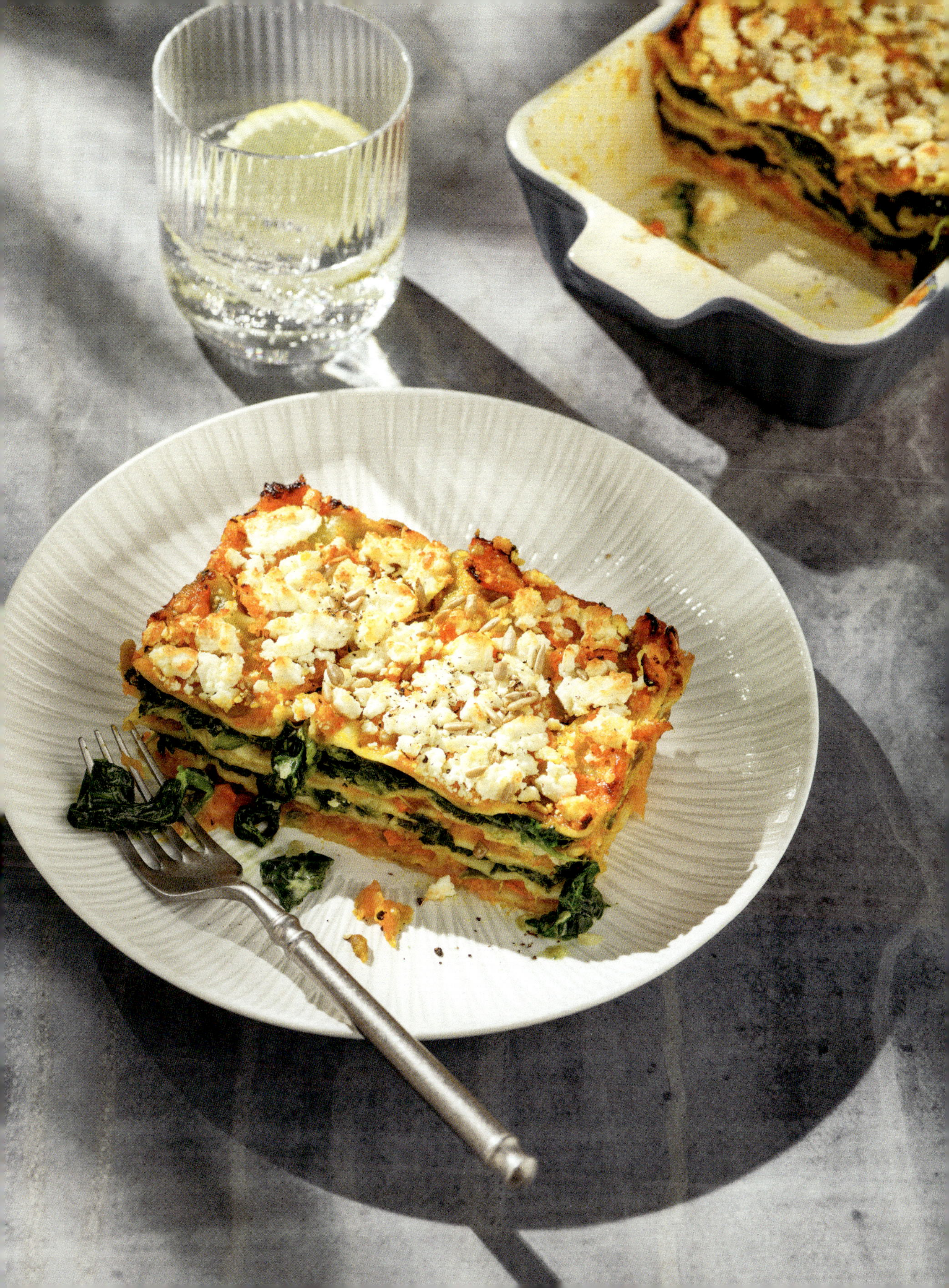

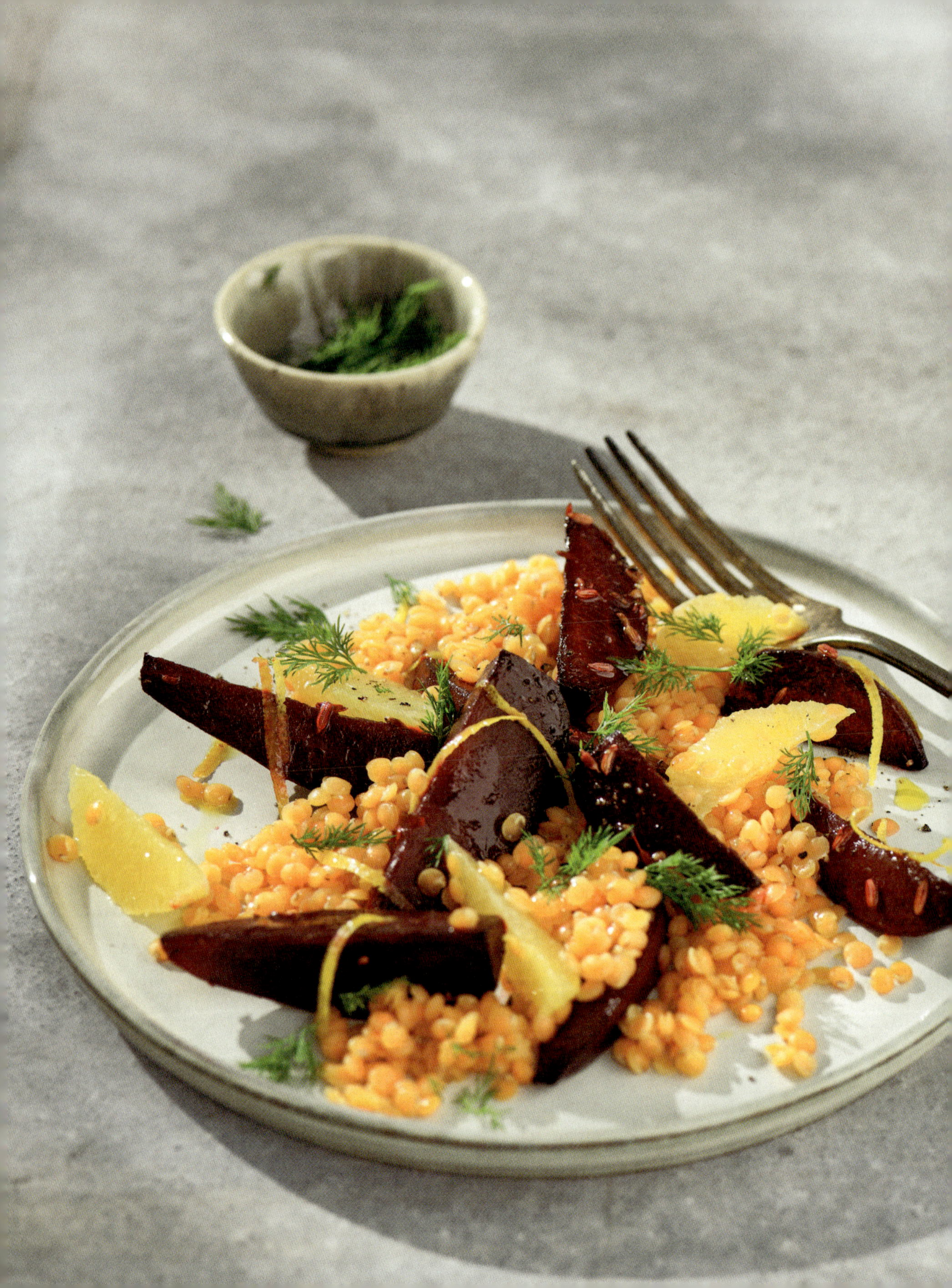

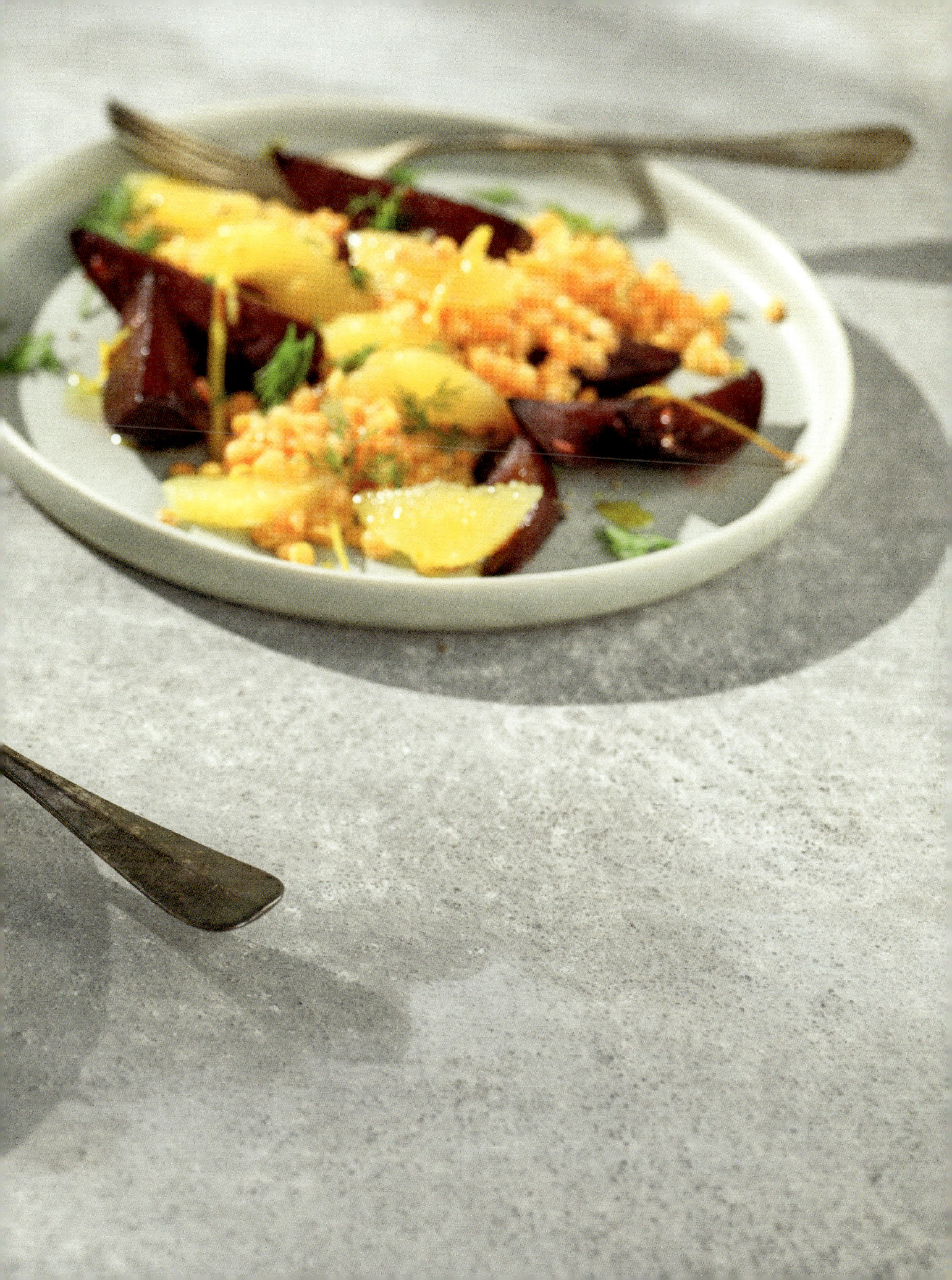

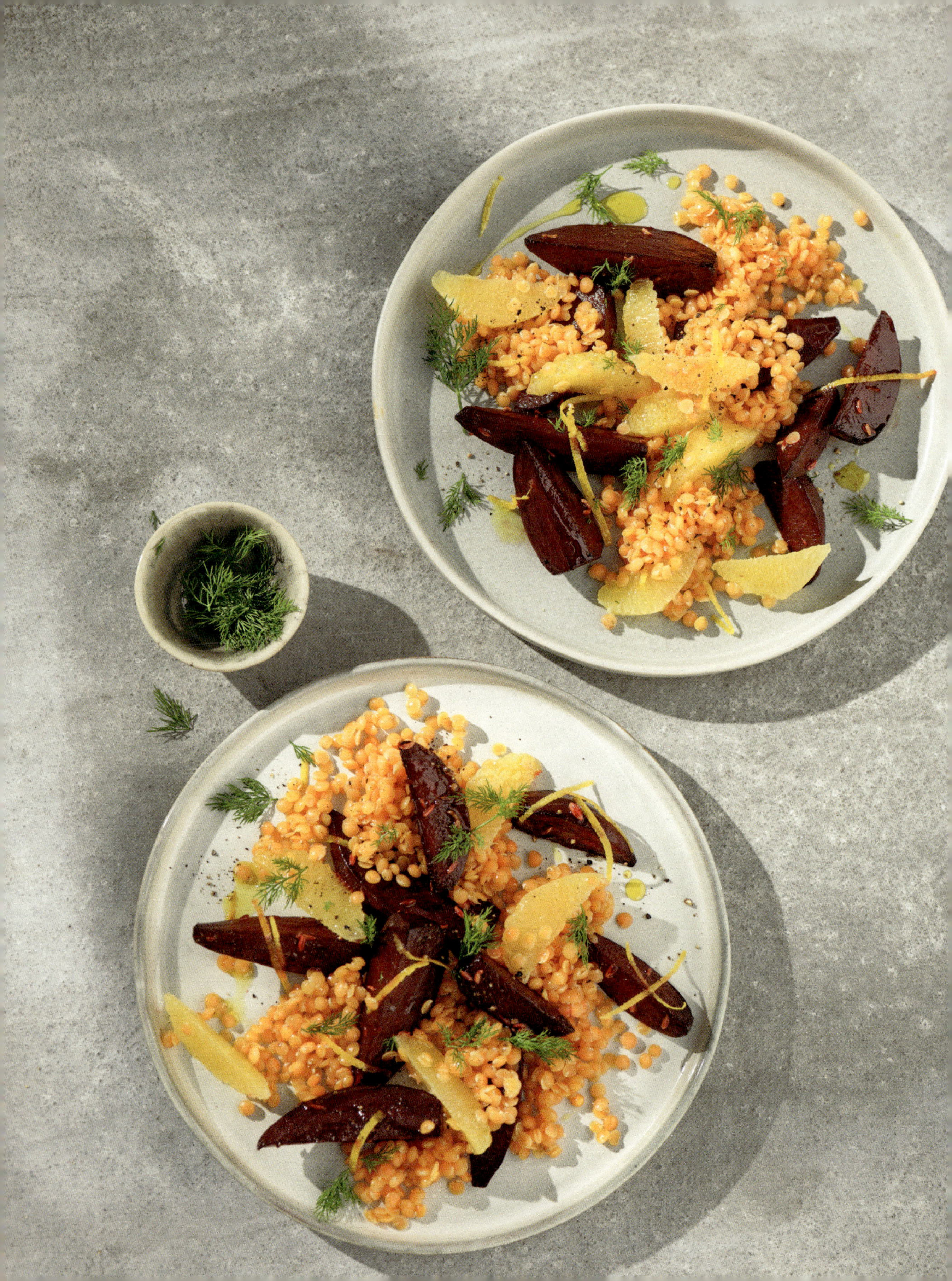

GERÖSTETE ROTE BETE

MIT LINSEN UND ORANGEN

FÜR 2 PERSONEN
30 MINUTEN
VEGAN, GLUTENFREI, LAKTOSEFREI

500 g Rote Bete
2 Bio-Orangen
4 Stiele Dill
70 g rote Linsen
Salz
3 EL Rapsöl
½ TL Fenchelsamen
Pfeffer aus der Mühle

Die Roten Beten schälen und in schmale Spalten schneiden. Eine Orange heiß waschen, abtrocknen und ein Drittel der Schale fein abreiben. Beide Orangen so großzügig schälen, dass auch die weiße Haut mit entfernt wird. Die Filets zwischen den einzelnen Trennhäuten herausschneiden (den austretenden Saft auffangen). Den Dill abspülen, trocken schütteln und die Fähnchen abzupfen.

Die Linsen waschen, in einem Sieb abspülen und abtropfen lassen. Anschließend in einem Topf mit 100 ml Wasser aufkochen, 2 Minuten köcheln lassen und auf dem ausgeschalteten Herd zugedeckt 8 Minuten weitergaren. Mit Salz abschmecken.

Inzwischen in einer Pfanne 2 EL Öl erhitzen und die Roten Beten darin bei mittlerer Hitze etwa 10 Minuten garen, dabei mehrfach wenden. Die Fenchelsamen dazugeben und kurz mitrösten.

Die Orangenfilets mit der Hälfte des Safts, 1 EL Öl und den Linsen vermengen, mit Salz abschmecken und auf Teller verteilen. Den restlichen Orangensaft und die geriebene Schale zu den Roten Beten geben und diese mit Salz und Pfeffer würzen. Auf die Teller geben und mit den Dillfähnchen bestreuen.

TIPP Rote Linsen sind bereits geschält, daher sind sie so gut verdaulich und haben eine kurze Kochzeit. Zwei Gründe mehr, sie im Vorrat zu haben.

PRO PORTION: CA. 428 KCAL, 1793 KJ, 15 G E, 16 G F, 49 G KH

ZOODLES

MIT SPINAT-MANDEL-PESTO

FÜR 2 PERSONEN
35 MINUTEN
VEGAN, GLUTENFREI, LAKTOSEFREI

5 EL Mandelkerne
40 g junger Spinat
5 EL Olivenöl
Salz
700 g grüne und gelbe Zucchini
1 kleine rote Zwiebel

Die Mandelkerne hacken und in einer Pfanne ohne Fett goldbraun anrösten. Den Spinat verlesen, waschen und trocken schleudern. Jeweils ein Drittel von Spinat und Mandeln zum Garnieren beiseitelegen. Den Rest mit 3 EL Olivenöl mit dem Stabmixer in einem hohen Rührbecher fein pürieren und mit Salz abschmecken.

Die Zucchini putzen, waschen und mit einem Spiralschneider zu Spaghetti schneiden. Die Zoodles mit ½ TL Salz mischen und 10 Minuten stehen lassen. Inzwischen die Zwiebel schälen und in sehr feine Ringe schneiden.

Das restliche Olivenöl (2 EL) in einer Pfanne erhitzen und die Zoodles darin unter Rühren bei starker Hitze 1 bis 2 Minuten anbraten. Auf tiefe Teller verteilen und mit rohen Zwiebelringen, Pesto, Mandeln und Spinat garnieren.

TIPP Zoodles bringen im Vergleich zu ihren Verwandten aus Hartweizengrieß zahlreiche Vitamine und Ballaststoffe mit.

PRO PORTION: CA. 455 KCAL, 1905 KJ, 12 G E, 39 G F, 9 G KH

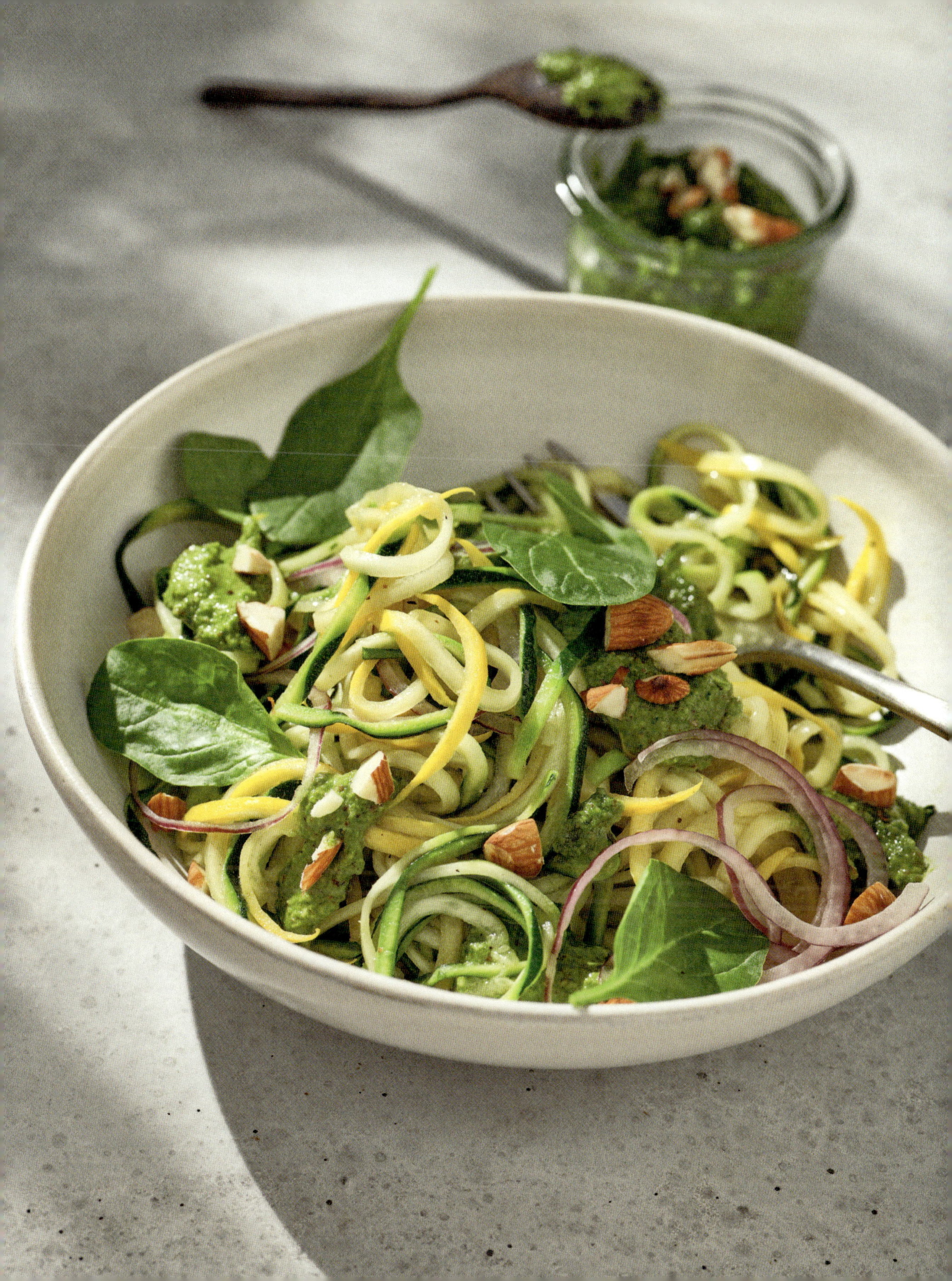

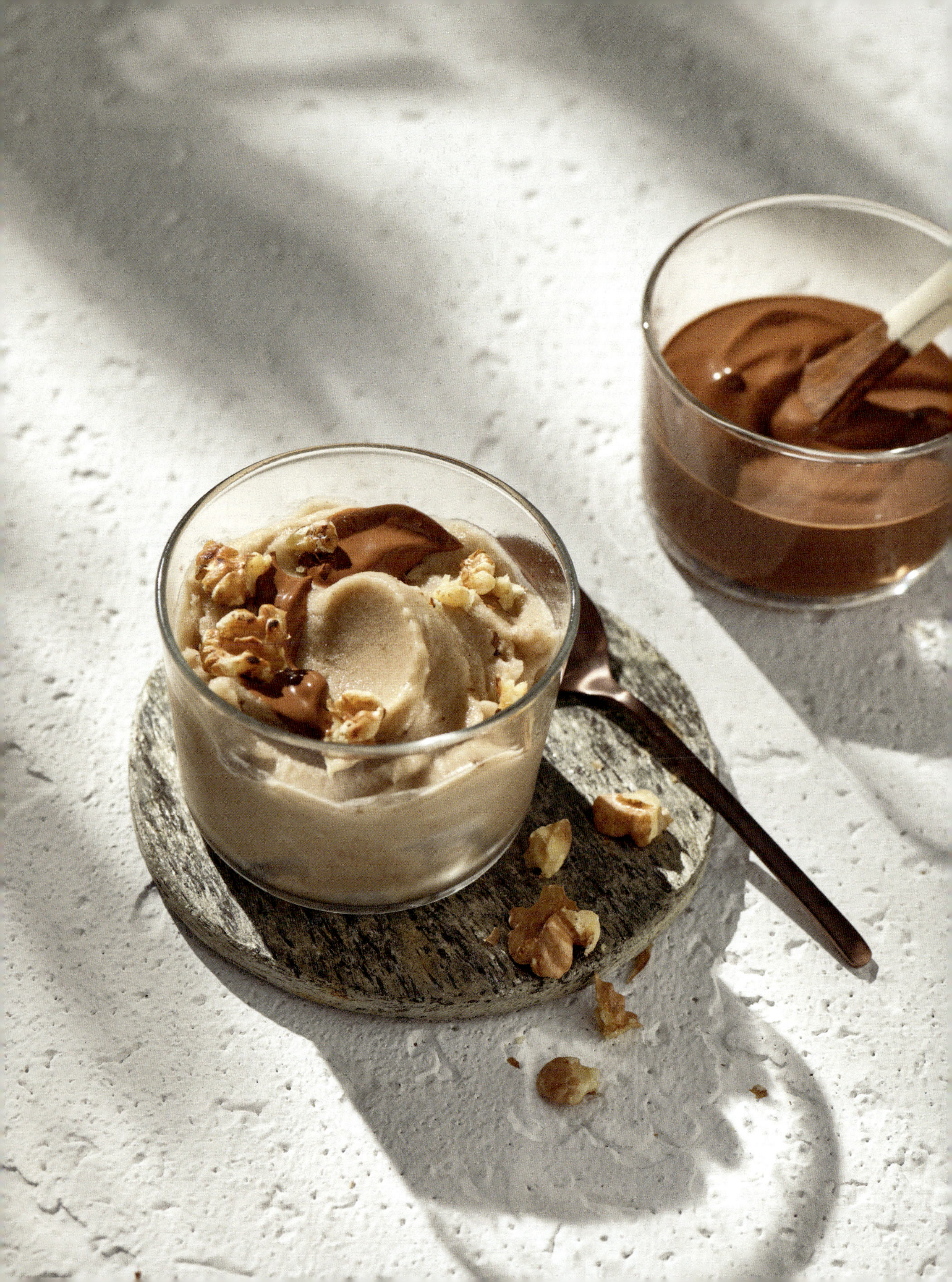

BANANEN-NICECREAM

MIT SCHOKOSAUCE

FÜR 2 PERSONEN
15 MINUTEN + MIND. 3 STUNDEN GEFRIERZEIT
VEGAN, GLUTENFREI, LAKTOSEFREI

Für die Nicecream:
3 reife Bananen
100 ml Mandeldrink (ungesüßt)
Zimtpulver
Salz

Für die Schokosauce:
50 g vegane Edelbitterschokolade (70 % Kakaoanteil)
50 ml Mandeldrink (ungesüßt)

Zum Garnieren:
2 EL gehackte, geröstete Walnusskerne

Für die Nicecream die Bananen schälen, in Scheiben schneiden und mindestens 3 Stunden anfrieren lassen.

Für die Sauce die Schokolade hacken. Den Mandeldrink in einem kleinen Topf erwärmen. Die Schokolade darin unter Rühren bei schwacher Hitze schmelzen. Vom Herd nehmen und abkühlen lassen.

Die gefrorenen Bananen mit dem Mandeldrink sowie je 1 Prise Zimt und Salz im Standmixer fein pürieren. Die Bananen-Nicecream in vorgekühlte Gläser geben, mit der Schokoladensauce beträufeln und mit gehackten Walnüssen bestreuen.

TIPP Bananen liefern Kalium, Magnesium und B-Vitamine, die zur normalen Funktion von Muskeln, Nerven und Herz-Kreislauf-System beitragen. Verwende bevorzugt Ceylon-Zimt. Er enthält deutlich weniger Cumarin als Cassia-Zimt und ist deshalb bei regelmäßigem Verzehr besser verträglich. Cumarin ist eine natürliche Substanz, die in größeren Mengen die Leber belasten kann.

PRO PORTION: CA. 353 KCAL, 1480 KJ, 5 G E, 17 G F, 42 G KH

8

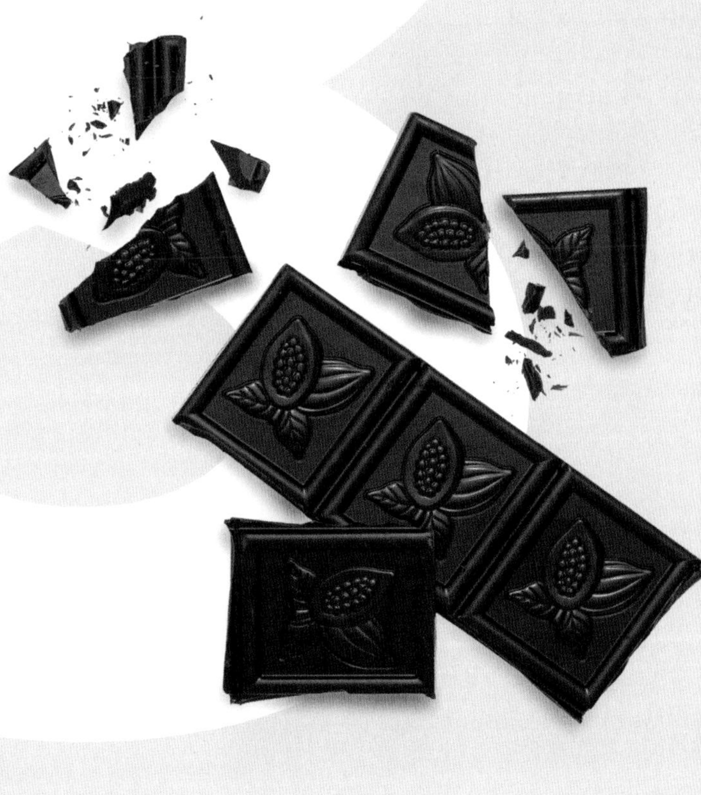

KAPITEL 8

ANTI-CRAVING

Gesund naschen ohne schlechtes Gewissen

ANTI-CRAVING

Heißhunger gehört für viele Menschen zum Alltag. Nicht als seltene Ausnahme, sondern als wiederkehrendes Thema. Das starke Verlangen nach Süßem oder Salzigem, das Gefühl, plötzlich etwas essen zu müssen, obwohl man eigentlich gerade gegessen hat. Oft begleitet von Schuldgefühlen, Selbstvorwürfen und dem Gedanken, einfach nicht genug Disziplin zu haben. Dabei ist Heißhunger kein Zeichen von Schwäche. Er ist ein Signal. Ein Hinweis darauf, dass im Körper etwas aus dem Gleichgewicht geraten ist. In den seltensten Fällen hat Heißhunger mit fehlender Willenskraft zu tun, sondern viel mit Blutzuckerschwankungen, Nährstoffmangel, Stress und einem Essverhalten, das den Körper eher verunsichert als versorgt.

Ich war selbst lange Zeit gefangen in diesem Kreislauf. Ein ständiges Verlangen, obwohl ich eigentlich gegessen hatte. Nicht dieser ruhige Hunger, der sich langsam meldet, sondern ein Drang. Das Gefühl, jetzt sofort etwas essen zu müssen und dann nicht damit aufhören zu können. Bei mir ging das teilweise in völlig unkontrolliertes Essen über. Ich aß Süßes, bis das Verlangen kurz gestillt war, nur um wenig später plötzlich etwas Salziges zu brauchen. Danach wieder etwas Süßes. Als würde der Körper nie wirklich zufrieden sein. Was danach kam, war fast belastender als das Essen selbst: die inneren Qualen, das schlechte Gewissen, das Gefühl, versagt zu haben. Gedanken wie: Jetzt ist es ohnehin egal. Oder das andere Extrem: Ab morgen mache ich alles anders. Dann esse ich gar nichts Süßes mehr. Dann halte ich mich strikt an Regeln. Dann habe ich endlich Kontrolle. Ich bewegte mich ständig zwischen diesen beiden Polen. Alles oder nichts. Verzicht oder Kontrollverlust. Und immer wieder dieselbe Frage: Warum kann ich nicht einfach ein Stück Schokolade essen wie andere auch und danach zufrieden sein? Warum brauche ich immer mehr davon? Warum hört dieses Verlangen nicht einfach auf?

> ”
> *Eine gesunde Mitte gab es lange nicht.*

Heute weiß ich, dass diese Fragen nichts mit mangelnder Disziplin zu tun hatten. Mein Körper war nicht gierig, er war unterversorgt. Er bekam kurzfristig Energie, aber keine echte Sättigung. Kein Signal von Sicherheit. Kein Gefühl von Stabilität. Und so forderte er immer wieder nach. Nicht aus Schwäche, sondern aus einem Ungleichgewicht heraus.

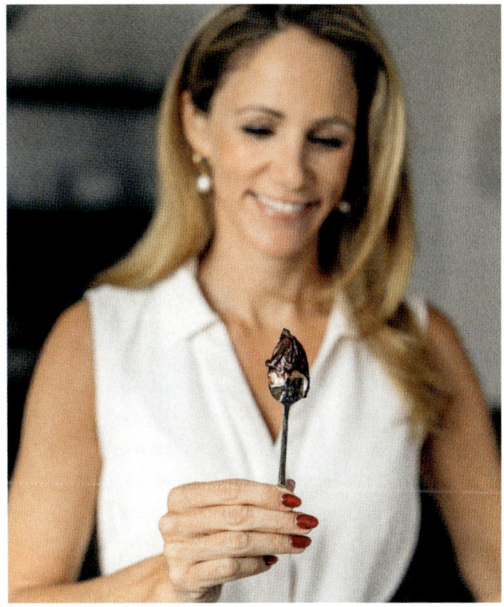

Besonders deutlich zeigte sich das beim Frühstück. Immer wenn ich morgens gefrühstückt hatte, wurde ich das Gefühl nicht los, den ganzen Tag über mehr zu essen und mehr Verlangen zu haben. Mein Hunger kam schneller zurück, meine Gedanken kreisten früher ums Essen, mein Bedürfnis nach Süßem war stärker. Also habe ich das Frühstück ganz weggelassen. Rückblickend weiß ich, dass nicht das Frühstück das Problem war. Sondern das, was ich gegessen habe. Ich fühlte mich nach dem Essen nicht wirklich satt, eher unangenehm voll. Und trotzdem meldete sich der Hunger schon kurze Zeit später wieder. Oft stärker als zuvor. Indem ich das Frühstück komplett weggelassen habe, habe ich den Teufelskreis dafür an anderer Stelle verstärkt. Eine ausgelassene Mahlzeit versetzt unseren Körper in eine Art Alarmbereitschaft. Stresshormone steigen an und das Bedürfnis nach schneller Energie nimmt zu. Dieser Mechanismus ist kein Fehler, sondern ein Schutzprogramm. Der Körper versucht, einen drohenden Energiemangel zu verhindern.

Aus dieser Spirale habe ich lange nicht herausgefunden. Ich dachte, mein Körper arbeitet gegen mich. In Wahrheit hat er nur reagiert. Ein zentraler Ansatz, um Heißhunger zu reduzieren, liegt deshalb in der Stabilisierung des Blutzuckerspiegels. Nicht durch Verzicht, sondern durch Verlässlichkeit. Mahlzeiten, die komplexe Kohlenhydrate, gesunde Fette und ausreichend Eiweiß kombinieren, sorgen für eine gleichmäßige Energieversorgung. Der Blutzucker steigt moderat an und bleibt stabil. Der Körper fühlt sich sicher. Das Verlangen lässt nach.

Gleichzeitig spielt die Qualität der Lebensmittel eine entscheidende Rolle. Stark verarbeitete Produkte enthalten oft viel Zucker, isolierte Stärke und Zusatzstoffe, liefern jedoch kaum Nährstoffe. Der Körper bleibt trotz ausreichender Kalorien unterversorgt. Heißhunger ist in diesem Zusammenhang häufig ein Ausdruck von Nährstoffmangel. Besonders ein Mangel an Magnesium, B-Vitaminen oder hochwertigen Fettsäuren kann das Verlangen nach bestimmten Lebensmitteln verstärken. Beim Thema Heißhunger geht es also weniger um die Kalorien an sich: Ein Schokoriegel kann ähnlich viele Kalorien haben wie eine Kombination aus Banane, Nussmus und dunkler Schokolade. Der Unterschied liegt nicht in der Kalorienmenge, sondern in der Wirkung bzw. Zusammensetzung. Natürliche Lebensmittel liefern neben Energie auch Ballaststoffe, gesunde Fette und Mikronährstoffe. Sie sättigen länger, stabilisieren den Blutzucker und hinterlassen kein erneutes Verlangen wie hochverarbeitete Lebensmittel.

Heißhunger ist zudem nicht nur ein biochemischer Vorgang. Auch emotionale Faktoren spielen dabei eine zentrale Rolle. Stress, Frust, Überforderung oder Langeweile können das Bedürfnis nach Essen verstärken. Unter Stress schüttet der Körper vermehrt Cortisol aus. Dieses Hormon beeinflusst den Blutzucker und steigert das Verlangen nach schnell verfügbarer Energie. Essen wird dann zur Regulation. Nicht aus Hunger, sondern aus dem Wunsch nach Entlastung.

Bei Frauen kommt noch ein weiterer Aspekt hinzu: der Zyklus. Hormonelle Schwankungen beeinflussen Appetit, Stoffwechsel und Nährstoffbedarf. In bestimmten Zyklusphasen ist das Verlangen nach Süßem vollkommen normal. Der Körper fordert mehr Energie, mehr Magnesium, schnellere Verfügbarkeit. Das ist ein physiologischer Prozess, der daraus resultierende Heißhunger kein persönliches Versagen.

> ”
> *Den Körper ernst nehmen, statt ihn zu kontrollieren.*

Auch gut vorbereitet zu sein, ist in Sachen Heißhunger nicht zu unterschätzen: Ungesundes Naschen entsteht oft aus Mangel an besseren Optionen. Wer passende Alternativen im Haus hat, kann reagieren, ohne in alte Muster zu rutschen. Das verändert nicht nur das Essverhalten, sondern auch das innere Verhältnis zu Essen. Anti-Craving bedeutet also nicht, Gelüste zu bekämpfen. Es bedeutet, sie zu verstehen. Ernährung so zu gestalten, dass sie stabilisiert, nährt und Genuss zulässt. Wenn der Körper sich sicher fühlt, wird extremes Verlangen oft leiser. Nicht durch Zwang, sondern durch Versorgung.

Die Rezepte in diesem Kapitel sind genau darauf ausgerichtet: Sie bieten süße Naschereien, die satt machen, den Blutzucker stabil halten und Genuss erlauben. Ohne unnötige Zusatzstoffe, ohne das Gefühl, sich etwas verbieten zu müssen. Denn gesundes Naschen ohne schlechtes Gewissen ist kein Widerspruch. Es ist ein Ausdruck von Balance. Und genau darum geht es: Gesunde Ernährung bedeutet nicht zwangsläufig Verzicht. Süßes darf sein, wenn es sättigt, stabilisiert und versorgt. Wer sich bewusst erlaubt, leckere Alternativen zu essen, nimmt dem Heißhunger seine Macht. Süßes darf also Teil deines Alltags sein, wenn es nährend zusammengestellt ist. Statt Kontrollverlust entsteht Zufriedenheit. Meine Rezepte ermöglichen Genuss, ohne neuen Heißhunger auszulösen, und sind dafür gedacht, im Alltag verfügbar zu sein. Gerade in Momenten, in denen Verlangen plötzlich auftaucht.

SCHNELLE HILFE BEI HEISSHUNGER

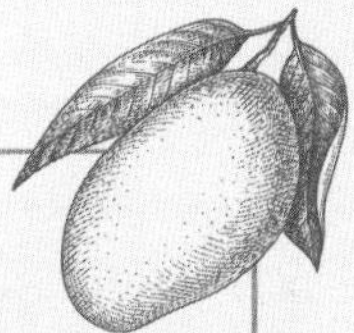

NATÜRLICHE SÜSSE

Entscheidend bei Heißhunger ist nicht ein einzelnes Lebensmittel, sondern die Kombination der Nährstoffe. Früchte wie Mango, Datteln oder kleine Mengen Ahornsirup wirken dann regulierend, wenn sie mit Eiweiß, gesunden Fetten und Ballaststoffen kombiniert werden.

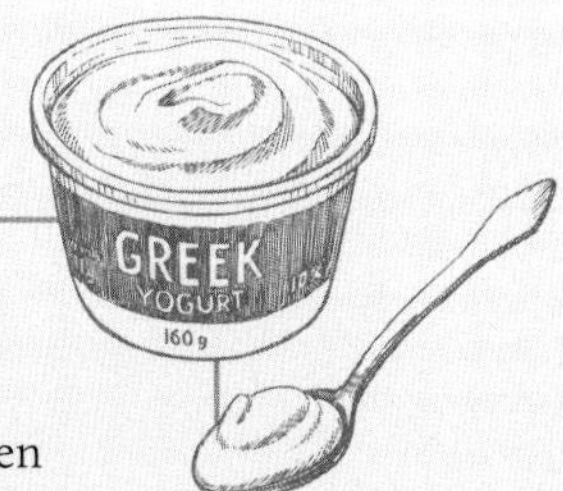

EIWEISS

Joghurt, Quark oder Tofu sorgen für Sättigung und verlangsamen die Zuckeraufnahme.

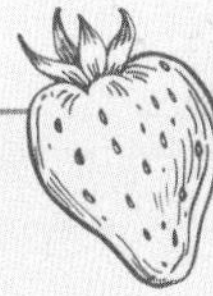

BALLASTSTOFFE

Chiasamen, Beeren oder Kakao unterstützen eine gleichmäßige Energieabgabe.

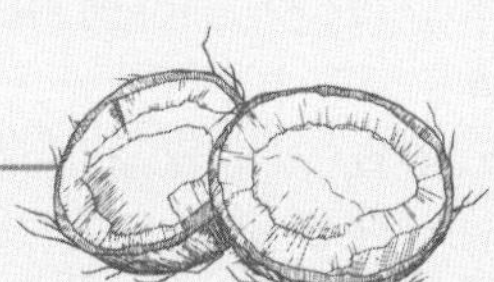

GESUNDE FETTE

Nüsse, Kokosmilch oder Samen verlängern die Verdauung und stabilisieren den Blutzuckerspiegel.

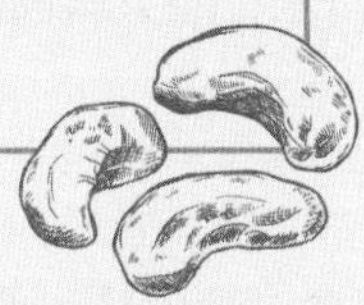

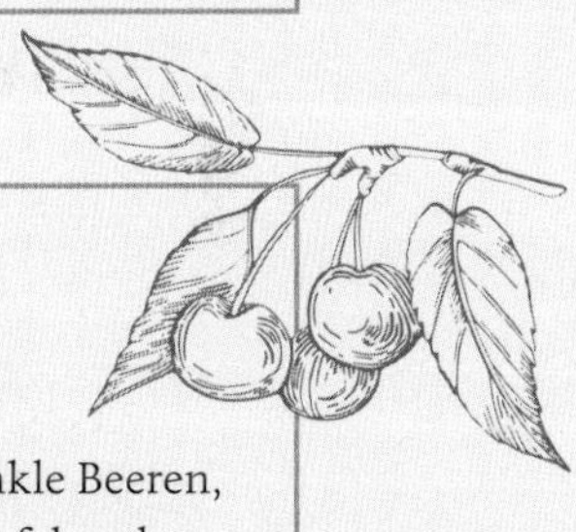

ANTIOXIDATIVE PFLANZENSTOFFE

Lebensmittel wie Tee, dunkle Beeren, Kirschen, rote Trauben, Äpfel und Erdnüsse tragen dazu bei, stressbedingtes Verlangen zu reduzieren und das Nervensystem zu beruhigen. Unverarbeitet kann der Körper sie besser verwerten und regulieren.

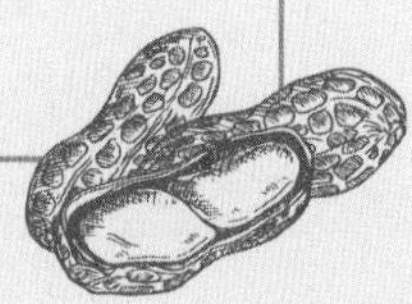

MAGNESIUM

Fehlt dem Körper dieser Mineralstoff, reagiert er oftmals mit Heißhunger auf Süßes, besonders auf Schokolade. Bananen, ungesalzene Nüsse oder Haferflocken schaffen Abhilfe.

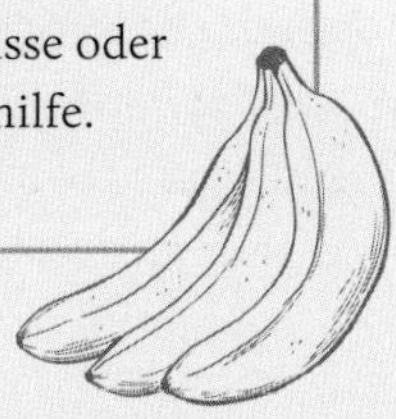

COCONUT-PANNA-COTTA

FÜR 2 PERSONEN
20 MINUTEN + MIND. 2 STUNDEN KÜHLZEIT
VEGAN, GLUTENFREI, LAKTOSEFREI

- 200 g Kokosmilch
- 1 TL veganes Geliermittel mit Agar-Agar (3 g)
- 2 Limettenblätter
- 3 EL Ahornsirup
- ½ reife Mango
- 2 Stiele Minze
- Dattelsirup zum Garnieren (nach Belieben)

Die Kokosmilch und das Geliermittel in einem kleinen Topf verrühren. Limettenblätter und Ahornsirup dazugeben. Das Ganze unter Rühren aufkochen und bei mittlerer Hitze 2 Minuten köcheln lassen. Die Limettenblätter entfernen und die Masse in zwei Förmchen (je 150 ml Fassungsvermögen) füllen. Für mindestens 2 Stunden in den Kühlschrank stellen.

Inzwischen die Mango schälen, das Fruchtfleisch auf der flachen Seite vom Stein und in dünne Scheiben schneiden. Die Minze waschen, trocken tupfen, die Blätter abzupfen und in Streifen schneiden. Beides miteinander vermengen.

Die Mango auf zwei Tellern anrichten und je eine Panna cotta daraufstürzen. Diese nach Belieben mit etwas Dattelsirup garnieren.

TIPP Um sich effektiv vor Bluthochdruck schützen zu können, benötigt der Körper ausreichend Kalium. Ein guter Lieferant ist Kokosmilch.

PRO PORTION: CA. 306 KCAL, 1263 KJ, 2 G E, 22 G F, 22 G KH

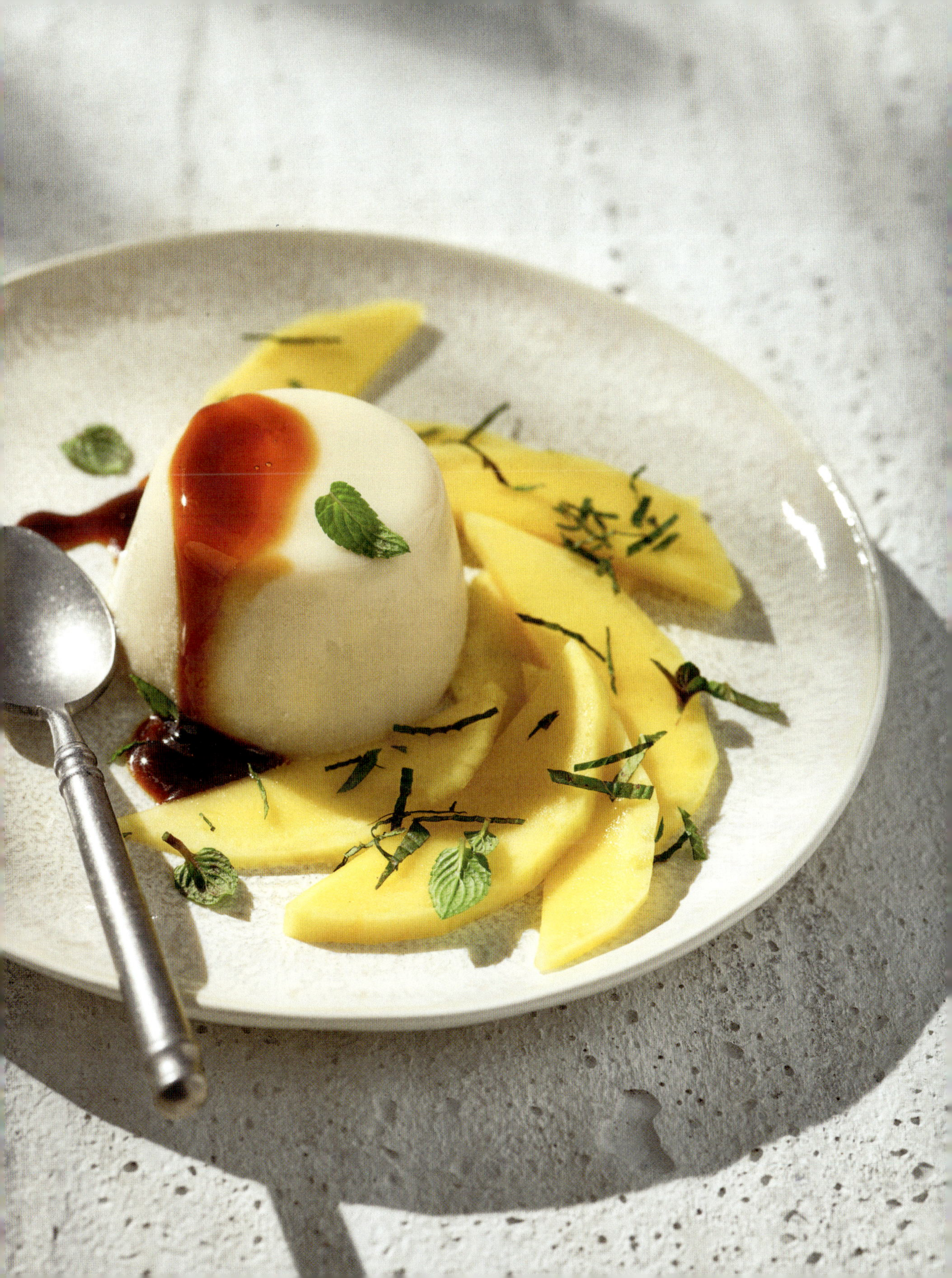

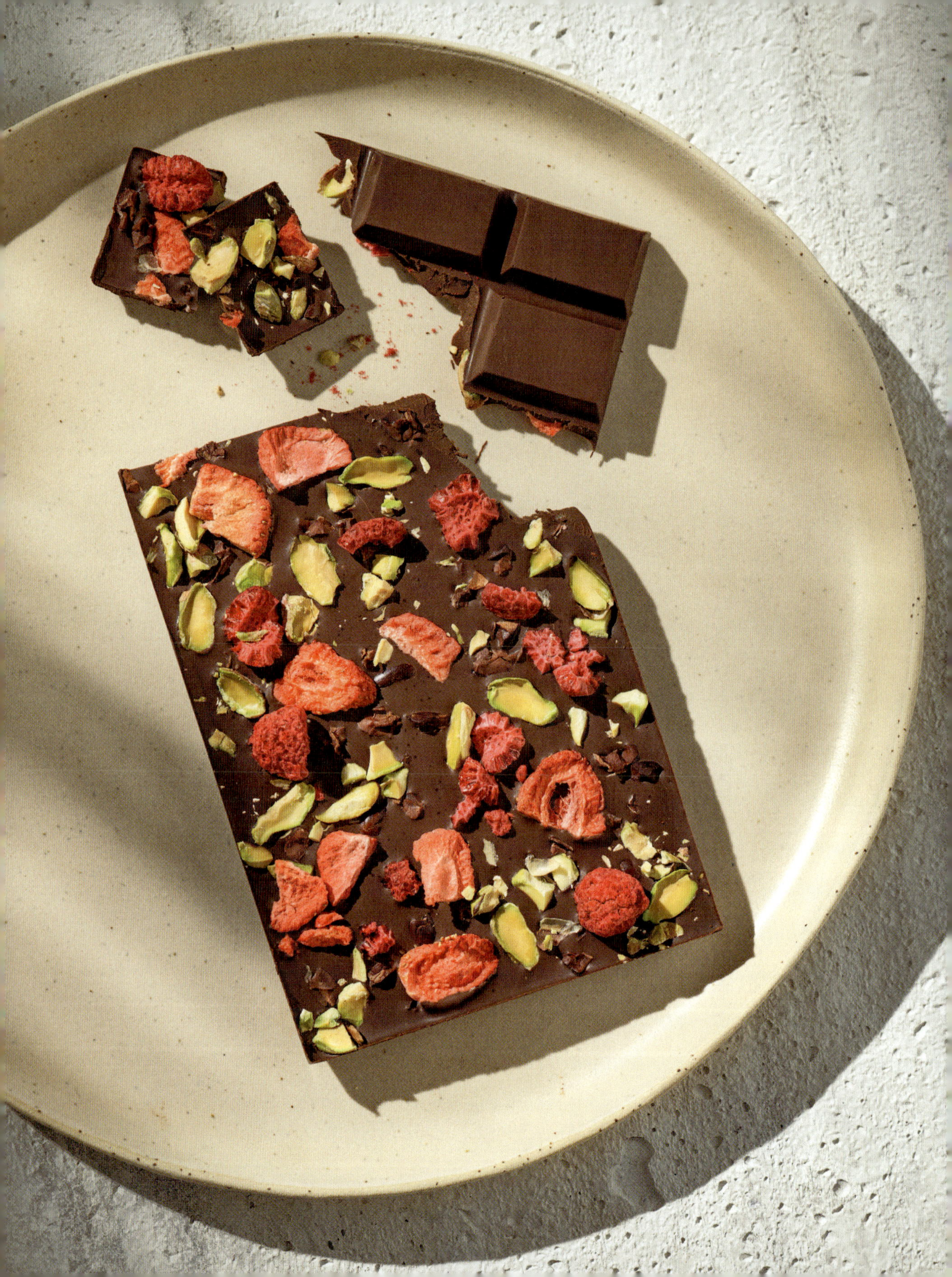

SCHOKOLADE

MIT BEEREN UND PISTAZIEN

ERGIBT 1 GROSSE TAFEL
10 MINUTEN + MIND. 1 STUNDE KÜHLZEIT
VEGAN, GLUTENFREI, LAKTOSEFREI

- 150 g vegane Edelbitterschokolade (70 % Kakaoanteil)
- 1 TL Kokosöl
- 15 g gefriergetrocknete gemischte Beeren
- 1 EL Kakaonibs
- 2 EL gesalzene, geröstete Pistazienkerne (ersatzweise Cashewkerne)

Die Schokolade fein hacken und zusammen mit dem Kokosöl über einem Wasserbad schmelzen. Anschließend in eine Schokoladentafelform (etwa 17 × 10 cm) füllen und mit den übrigen Zutaten bestreuen.

Die Schokolade zum Festwerden für mindestens 1 Stunde in den Kühlschrank stellen.

TIPP Dunkle Schokolade enthält viele Flavonole, denen blutdruck- und cholesterinsenkende Eigenschaften nachgewiesen wurden.

PRO PORTION (CA. 15 G): CA. 51 KCAL, 211 KJ, 1 G E, 4 G F, 3 G KH

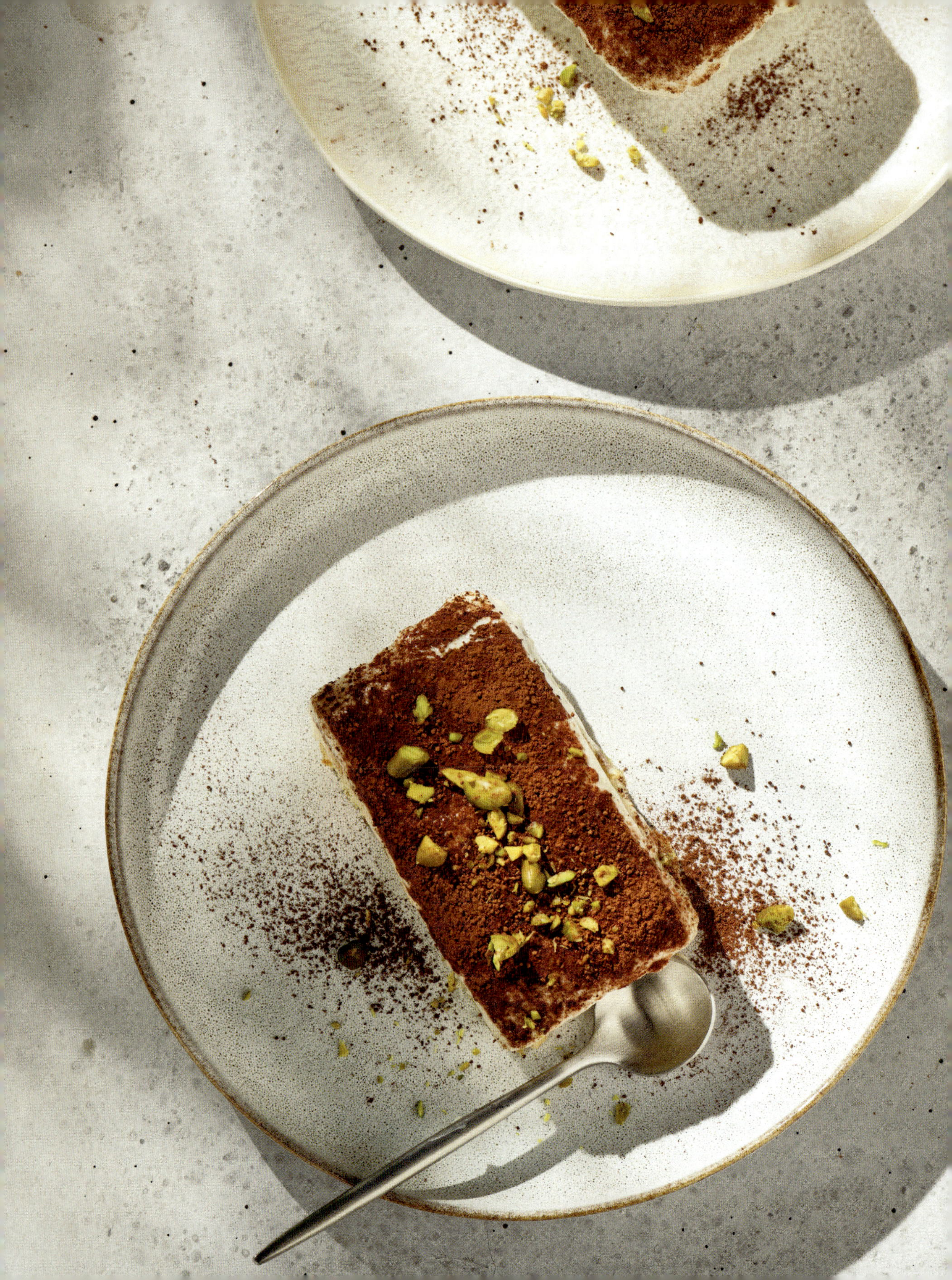

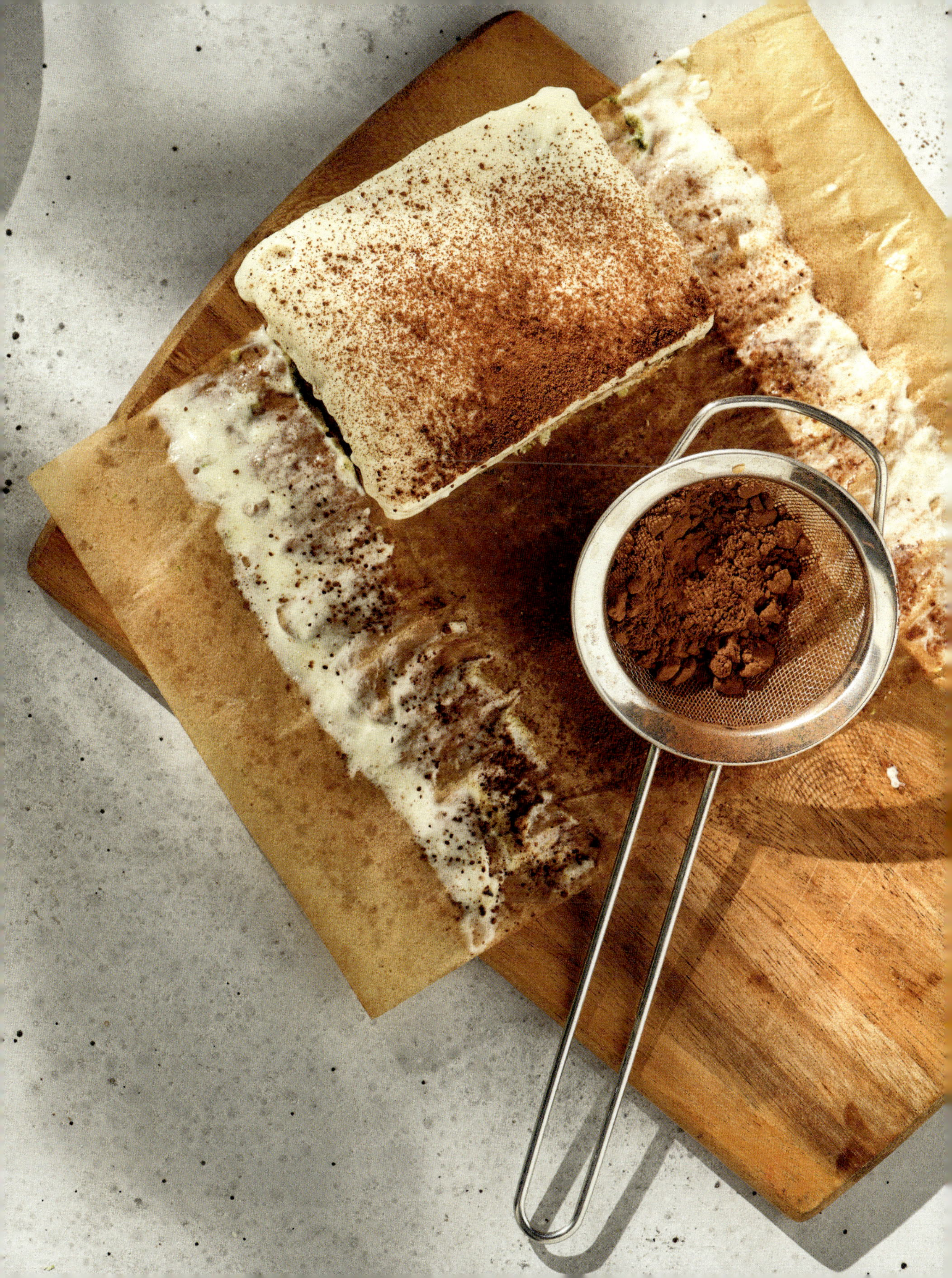

MATCHA-TIRAMISU

FÜR 2 PERSONEN
30 MINUTEN + MIND. 4 STUNDEN KÜHLZEIT
VEGETARISCH, LAKTOSEFREI

- 1 geh. TL Matcha-Pulver (4 g)
- 200 g Seidentofu
- 75 g veganer Quark (aus Kokos)
- 4 EL Puderzucker
- 1 gestr. TL Guarkernmehl
- geriebene Tonkabohne
- 9–10 laktosefreie Löffelbiskuits (ohne Zuckeraufstreu)
- 1 EL Kakaopulver
- 1 EL gehackte Pistazienkerne zum Garnieren (nach Belieben)

Für den Matcha-Aufguss 100 ml Wasser aufkochen und auf 80 °C abkühlen lassen. Das Matcha-Pulver fein sieben und mit 1 EL kaltem Wasser verrühren. Mit dem abgekühlten Wasser schaumig rühren, in einen tiefen Teller geben und lauwarm abkühlen lassen.

Eine Kastenform (etwa 19 × 9 cm) so mit Backpapier auslegen, dass es etwas übersteht. Tofu und Quarkalternative mit dem Stabmixer in einem hohen Rührbecher fein pürieren. Puderzucker und Guarkernmehl sieben und nach und nach untermixen. Die Creme mit 1 Prise Tonkabohne abschmecken.

Die Hälfte der Biskuits mit der dunklen Seite nach unten kurz in den Matcha-Tee halten und den Boden der Form damit auslegen (getränkte Seite nach oben). Die Hälfte der Creme daraufgeben. Ebenso mit den restlichen Biskuits und der übrigen Creme verfahren.

Das Tiramisu zugedeckt für mindestens 4 Stunden in den Kühlschrank stellen. Anschließend mit Kakao bestäuben, mithilfe des Papiers aus der Form heben, in dicke Scheiben schneiden, auf Tellern anrichten und nach Belieben mit Pistazien garnieren.

TIPP Seidentofu enthält wenig Fett, dafür viel Protein und Kalzium. Im Geschmack ist er neutral und er sorgt für eine cremige Konsistenz.

PRO PORTION: CA. 440 KCAL, 1839 KJ, 18 G E, 14 G F, 60 G KH

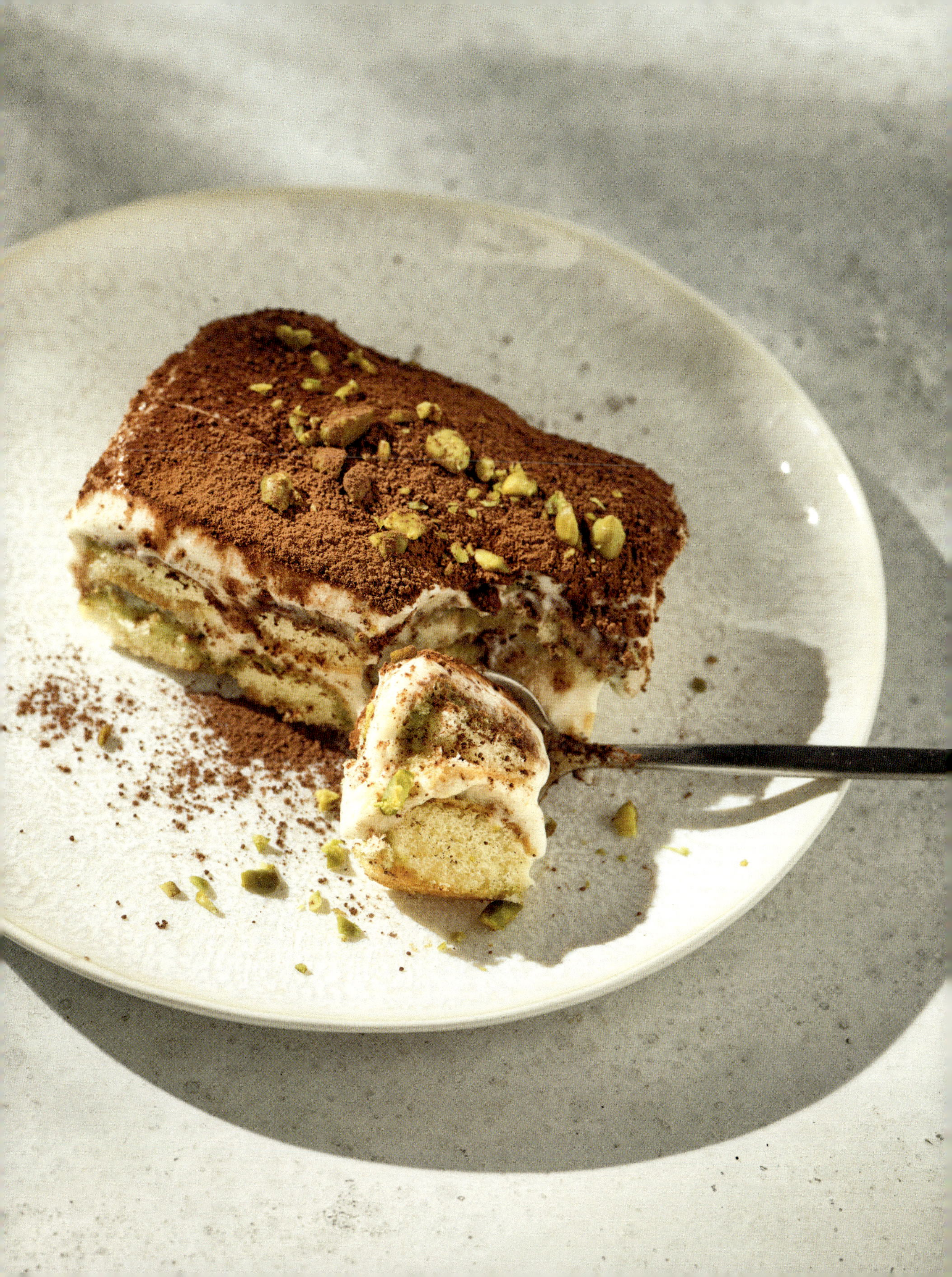

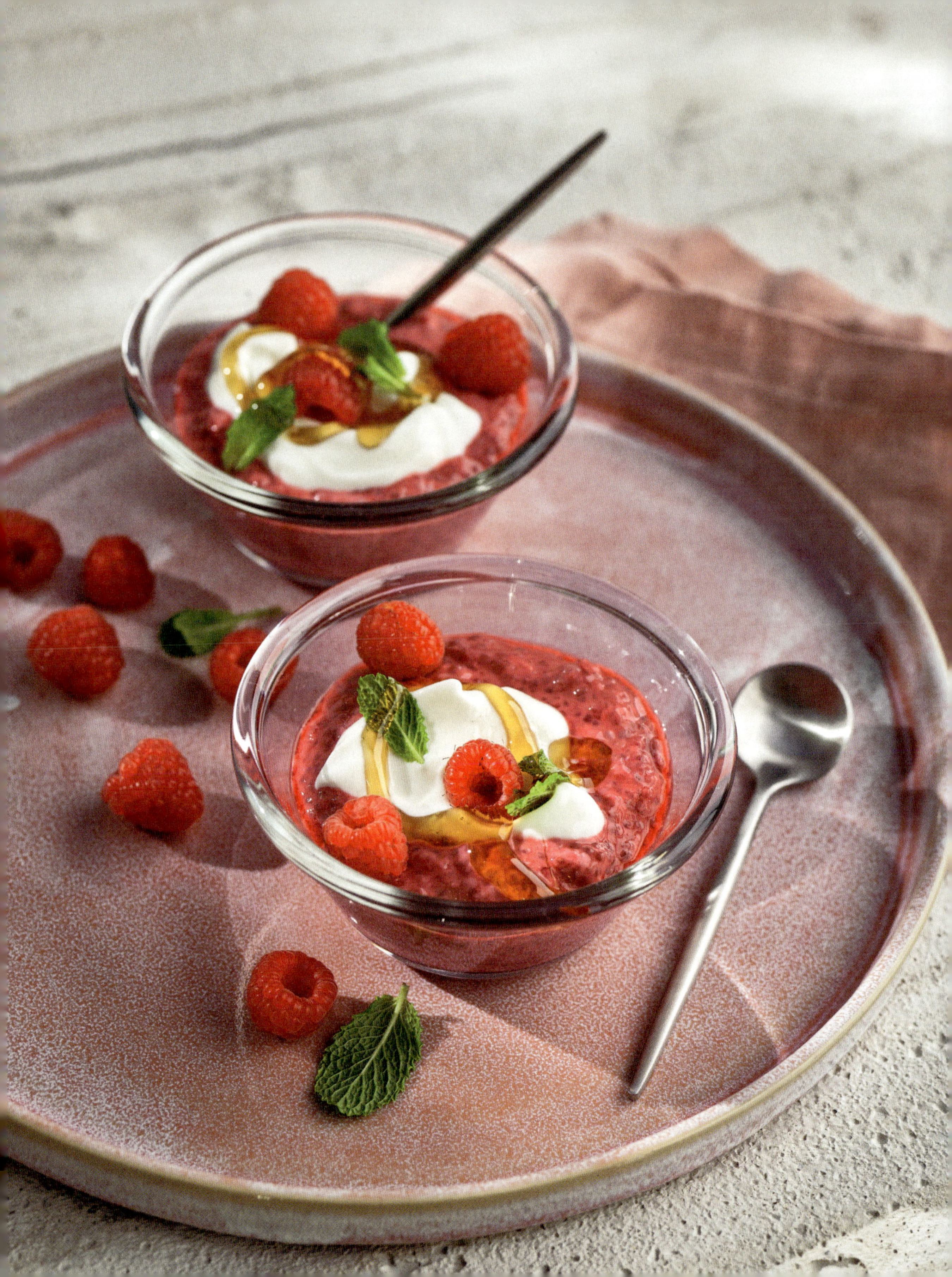

CHIA-PUDDING

MIT HIMBEEREN

FÜR 2 PERSONEN
10 MINUTEN + MIND. 1 STUNDE QUELLZEIT
VEGETARISCH, GLUTENFREI

- 150 g TK-Himbeeren, aufgetaut
- 120 g Naturjoghurt
- 2 EL Chiasamen
- 4 EL Ahornsirup
- frische Himbeeren zum Garnieren (nach Belieben)
- Minze- oder Melisseblätter zum Garnieren (nach Belieben)

Die TK-Himbeeren leicht zerdrücken und mit 100 g Joghurt, den Chiasamen und 3 EL Ahornsirup verrühren. Den Pudding mindestens 1 Stunde quellen lassen.

Anschließend auf Gläser verteilen und den restlichen Joghurt (20 g) sowie jeweils ½ EL Ahornsirup daraufgeben. Nach Belieben mit frischen Himbeeren und etwas Minze oder Melisse garnieren.

TIPP Tiefgekühlte Himbeeren sind eine tolle Sache: Durch das Schockfrosten bleiben ihr Aroma und ein Großteil der Vitamine erhalten.

PRO PORTION: CA. 178 KCAL, 751 KJ, 5 G E, 5 G F, 21 G KH

SCHOKO-AUFSTRICH

MIT DATTELN UND MANDELN

ERGIBT CA. 350 G
10 MINUTEN
VEGAN, GLUTENFREI, LAKTOSEFREI

- 100 g Mandelkerne
- 100 g getrocknete Datteln, entsteint
- 25 g Kakaopulver
- 2 EL Kokosöl
- 90 g Mandeldrink (ungesüßt)
- 1 EL Rapsöl
- Salz

Die Mandeln grob hacken und in einer Pfanne ohne Fett anrösten. Die Datteln klein schneiden.

Alle Zutaten mit 1 Prise Salz im Standmixer fein pürieren. Falls die Masse zu fest ist, 1 bis 2 EL Wasser dazugeben.

TIPP Datteln haben zwar einen recht hohen Zuckergehalt, dafür punkten sie aber auch mit vielen Vitaminen, Mineralstoffen und Ballaststoffen. Verwende am besten Medjool-Datteln, da sie besonders weich, aromatisch und leicht zu verarbeiten sind.

PRO PORTION (CA. 35 G): CA. 128 KCAL, 534 KJ, 3 G E, 9 G F, 8 G KH

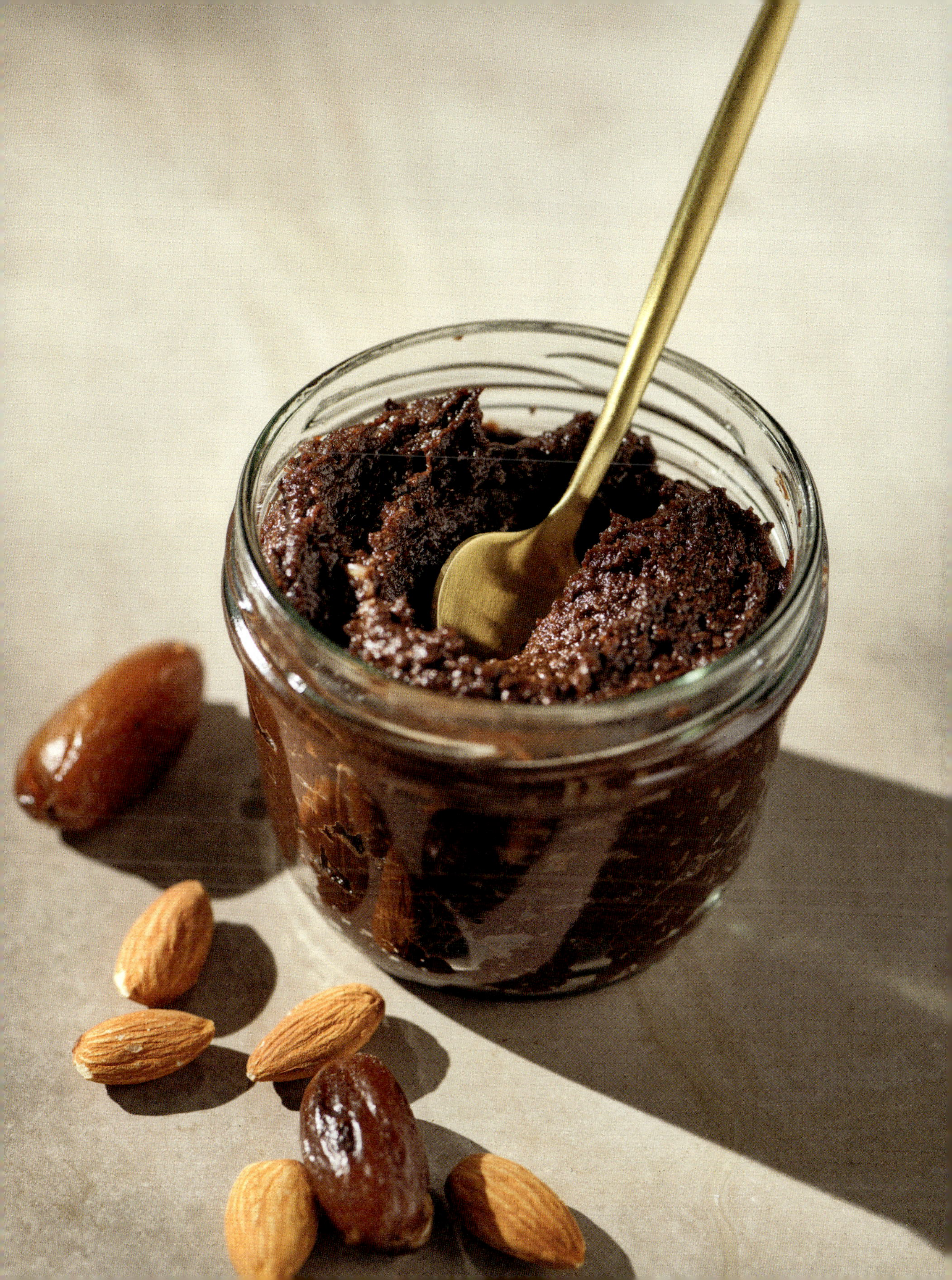

NACHWORT

Gesunde Ernährung ist heute ein Begriff, der vieles verspricht und gleichzeitig für viel Verunsicherung sorgt. In einer Welt, in der jede Woche ein neuer Trend auftaucht, in der Ernährungskonzepte gegeneinander ausgespielt werden und jede Richtung den Anspruch erhebt, die einzig richtige zu sein, geht oft das verloren, worum es eigentlich gehen sollte: der eigene Körper.

Häufig wird gesunde Ernährung auf einzelne Regeln reduziert: mehr Gemüse, weniger Zucker, viel Eiweiß. Diese Empfehlungen sind nicht falsch, greifen aber zu kurz. Denn Ernährung ist kein isolierter Bereich. Sie wirkt auf nahezu jedes System im Körper. Auf Zellen, Hormone, Darm, Immunsystem, Gehirn und Stoffwechsel. Sie beeinflusst, wie wir altern, wie wir uns fühlen und wie belastbar wir bleiben. Der Körper erneuert sich ständig. Zellen werden abgebaut, neu gebildet, repariert. Diese Prozesse benötigen Baustoffe: Vitamine, Mineralstoffe, Fettsäuren, Aminosäuren. Fehlen sie, wird nicht sofort ein Mangel spürbar. Der Körper kompensiert. Er arbeitet effizienter, spart an bestimmten Stellen, priorisiert das Überleben. Doch auf Dauer hat diese Anpassung ihren Preis. Gesunde Ernährung bedeutet, dem Körper regelmäßig das zu geben, was er für diese Erneuerung braucht. Nicht punktuell, nicht perfekt, sondern verlässlich. Sie ist kein kurzfristiges Projekt, sondern eine Form von Fürsorge.

> *Gesunde Ernährung ist kein Ziel, das man erreicht. Sie ist ein Prozess. Ein Weg zurück zu dir.*

In einer Zeit, in der Supermarktregale voller Produkte mit künstlichen Süßstoffen, Aromen, Zusatzstoffen und leeren Versprechen sind, möchte ich dich zurückführen zu etwas Ursprünglichem: zu echten Lebensmitteln. Zu Nahrung, die nährt, statt nur zu füllen. Zu Zutaten, die dein Körper erkennt, verwerten und gut für sich nutzen kann. Natürliche Lebensmittel liefern nicht nur Kalorien. Sie versorgen dich mit Vitaminen, Mineralstoffen, Spurenelementen, sekundären Pflanzenstoffen, gesunden Fetten und hochwertigem Eiweiß. Sie unterstützen deinen Stoffwechsel, deine Verdauung, deine Zellen und dein Hormonsystem. Sie helfen deinem Körper dabei, sich zu regenerieren, ins Gleichgewicht zu kommen und langfristig gesund zu bleiben.

Für mich gibt es dabei aber nicht nur den einen richtigen Weg. Gesunde Ernährung ist individuell. Sie hängt von deinem Leben ab, von deinem Alltag, deinem Körper, deiner Geschichte, deinen Bedürfnissen. Gesunde Ernährung beginnt dort, wo du beginnst, dich wahrzunehmen. Wo du aufhörst, äußeren Stimmen blind zu folgen, und stattdessen neugierig wirst auf das, was dir wirklich guttut. Schönheit, Gesundheit und Vitalität entstehen durch kleine, bewusste Entscheidungen, die sich mit der Zeit summieren. Gesunde Ernährung bedeutet auch, Druck herauszunehmen. Essen darf Freude machen. Es darf satt machen. Es darf nähren, körperlich wie emotional. Und vor allem: Es darf schmecken! Du musst nicht alles sofort verändern. Schon kleine Schritte können viel bewirken, wenn sie aus Achtsamkeit entstehen und nicht aus Zwang. Gesunde Ernährung, so wie ich sie verstehe, ist keine Sammlung einzelner Regeln, sondern ein zusammenhängendes System. Kein starres Konzept, sondern das Wissen um Zusammenhänge. Denn wer verstanden hat, wie bestimmte Prozesse im Körper ablaufen, verändert seine Entscheidungen im Alltag oft ganz von selbst. Gesunde Ernährung wird dann zur logischen Konsequenz.

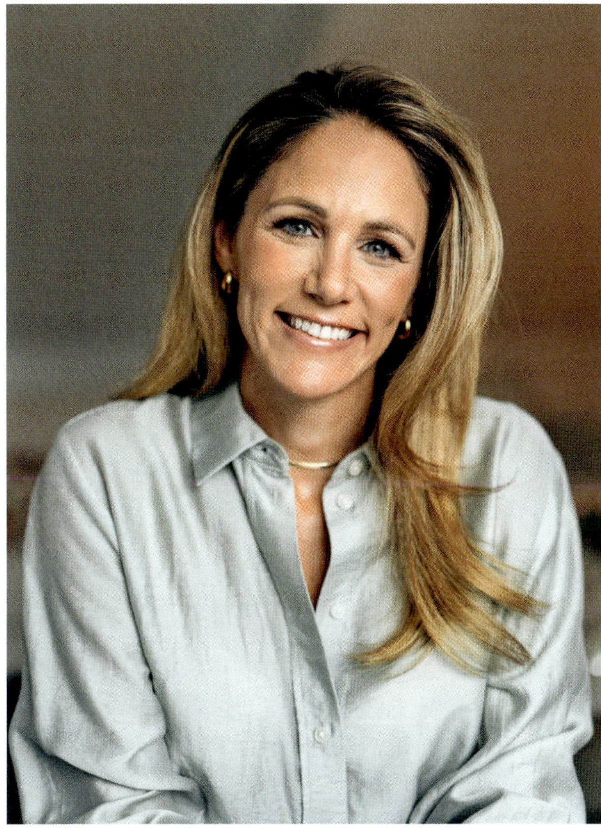

Ich möchte dich dazu inspirieren, deinen eigenen Weg zu finden. Einen Weg, der sich für dich stimmig anfühlt. Der dich stärkt, dir Energie gibt und dich unterstützt, dich in deinem Körper wohlzufühlen, nicht nur heute, sondern langfristig.

Ganz viel Freude dabei wünscht dir deine

Monika Svendsen

REZEPTE VON A–Z

REZEPTE NACH ZUTATEN

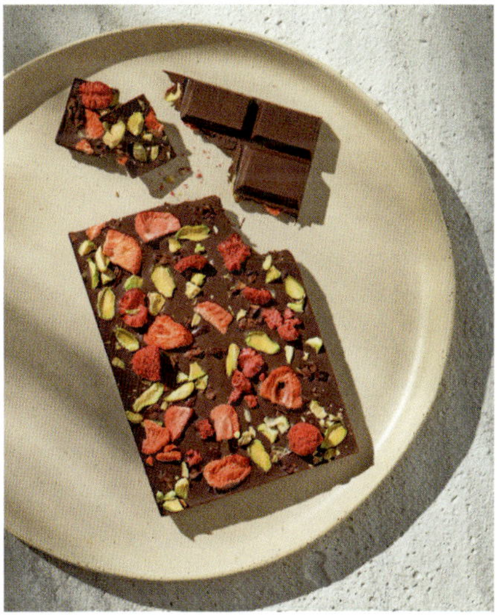

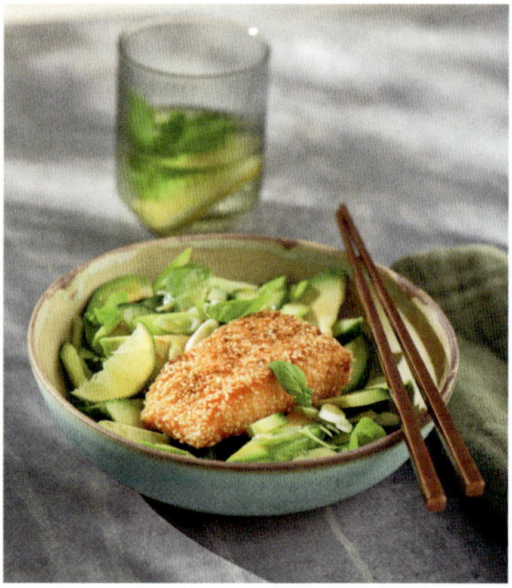

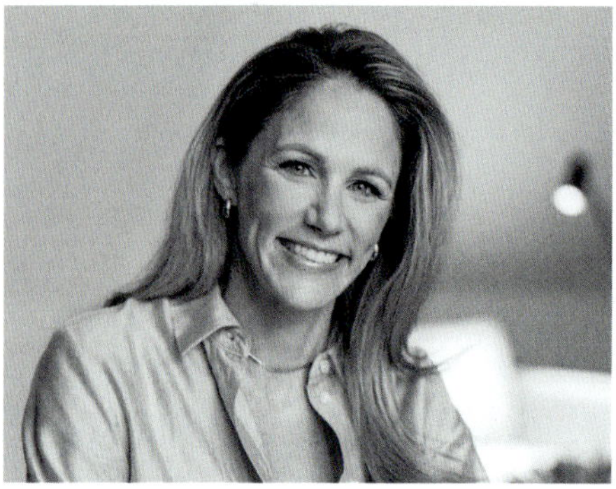

ZUR AUTORIN

Monika Svendsen – Content Creatorin und Mutter von drei Kindern – hat es geschafft, nach Jahren persönlicher Herausforderungen einen neuen, gesunden Bezug zum Essen und damit auch echte Selbstfürsorge zu entwickeln. Ihre persönliche Abnehmreise hat sie in den sozialen Medien geteilt und dadurch gezeigt, dass Veränderung immer möglich ist. Mit besseren Gewohnheiten hat sie ihren Körper komplett transformiert – und hält ihr Wohlfühlgewicht bis heute. Essen ist für sie weit mehr als reine Funktion: Essen darf genussvoll sein! Mit ihrem bewussten Weg, den eigenen Körper nachhaltig zu nähren, motiviert und begeistert sie auf Social Media inzwischen auch viele andere Menschen.

IMPRESSUM

Hinter jedem tollen Buch steckt ein starkes Team

Projektleitung: *Nadine Widl, Stephan Strauß*
Rezepte: *Max Faber*
Lektorat: *Franziska Sorgenfrei, Isabella Thiel*
Covergestaltung: *Ina Zimmermann*
Grafische Gestaltung und Satz: *31Media GmbH / Stephanie Willing*
Illustrationen: *Shutterstock*
Foodfotografie /-styling: *Ben Fuchs / Max Faber*
Peoplefotografie /-styling: *Jasmin Breidenbach / Alexandra Batke*
Herstellung: *Frank Jansen*
Producing: *Jan Russok*
Druck & Bindung: *Mohndruck Mohn Media GmbH, Gütersloh*

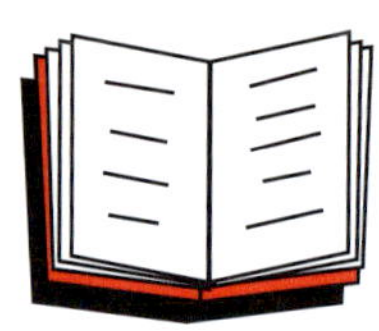

1. Auflage 2026

Neumühlen 17, 22763 Hamburg
ISBN: 978-3-96584-609-8
Redaktionsanschrift:
ZS, Edel Verlagsgruppe GmbH,
Kaiserstraße 14b, 80801 München
www.zsverlag.de/kontakt
www.edelverlagsgruppe.de/kontakt

FOOD FOTOS

Im Buch enthaltene Fotos können zur eigenen Nutzung erworben werden unter *www.stockfood.de*

HINWEIS

Die Ratschläge in diesem Buch wurden mit größter Sorgfalt von Autorin und Verlag erarbeitet und geprüft. Eine Garantie kann jedoch nicht übernommen werden. Ebenso ist eine Haftung der Autorin bzw. des Verlags und seiner Beauftragten für Personen-, Sach- oder Vermögensschäden ausgeschlossen. Erkrankungen mit ernstem Hintergrund gehören in ärztliche Behandlung! Bei bereits bestehenden Beschwerden kann das Buch daher keinen fachärztlichen Rat ersetzen.